U0006401

認知症患者さんの病態別食支援 安全に最期まで食べるための道標

失智症

進食照護全指南

從認知困難到吞嚥困難，
直到人生終點都能安心
由口進食的指引

大阪大學牙醫研究所副教授
野原幹司——著
台北醫學大學神經內科副教授、萬芳醫院神經科主任
宋家瑩——審訂
陳光棻——譯

本書提供的資訊無法取代醫師或其他專業醫療人士的建議。任何與健康相關的問題，尤其是原本就有身體不適，以及在開始用藥、停止用藥或改變用藥之前，均應諮詢專業醫療人士。任何人宣稱本書提供的資訊使其遭受直接或間接的不良影響，本書作者、審訂人士與出版社不爲此負責。

序言

進入失智症患者吞嚥障礙領域至今超過二十年。這段時間説長不長、説短也不短，一路以來我自認都很認真投入。剛開始只有一股「想為患者做些什麼」的熱忱，但總被眼前該處理的誤嚥和肺炎追著跑。雖然這些處置也獲得了相當的成效，但仍時常發生預期之外的吸入性肺炎，或是自己所提出的方法完全不奏效的窘境，當時的臨床處置總是漫無計畫、東拼西湊。

在這段痛苦掙扎的日子裡，有一天我突然發現自己似乎不自覺地把患者用「失智症」一體概括了。回過來想想，阿茲海默型失智症有阿茲海默型的吞嚥特徵，路易氏體型失智症有路易氏體型的特徵，其他失智症的特徵也因疾病的成因不同而有不同。我清楚記得，當我意識到要根據不同病因導致的失智來診療吞嚥問題時，視野瞬間豁然開朗，有一種甚至能環顧、遙望到患者的預後的感覺。此後，我的臨床處置就有了很大的轉變。

本書就是根據我的這些經驗，同時參考臨床所見與國內外論文，和研究室成員及臨床夥伴深入討論後，將不同病因的失智產生的吞嚥問題與預後「系統化」「視覺化」之後的成果。一路以來與夥伴們互相切磋的「集體智慧」，全都匯集在這本書裡了。

從「不同病因的失智」切入會告訴我們一種平均狀況，在想更通盤瞭解該疾病特徵與今後會經歷什麼狀況時，會帶給我們宏觀的視野。但在臨床上，不能光靠宏觀的視野，也需要「個別處置」，也就是深入解讀每位患者的個性或習慣的微觀視野。臨床上，宏觀與微觀這兩種觀點都很重要，能在兩者間自由地切換、來去，才能摸索出最適合的照護。本書一面補足微觀的視野，一面撰述從宏觀視野出發的進食支援，是一部劃時代的巨作（自賣自誇）。

其實，完成本書是非常沈重的負荷，過程中我多次受挫。但能想盡辦法走到這最後一步，靠的全是我「想弭平進食支援落差」的信念。我的門診裡有許多遠道而來的患者，我期待「失智症患者的進食支援」能夠更為普及，讓他們從此可以不用千里迢迢而來，這或許更接近是種心願吧。這本書應該可以成為種子撒遍全國。也希望拿起這本書的各位，能為種子澆水，讓進食支援在全國遍地開花。

能為迎接人生終曲的失智症患者增添生活色彩的，就是「飲食」。

野原幹司

目次

第1篇

安養機構與居家的進食現況

1 在高齡者照護現場看到的事

「伯伯！嘴巴張開！要吞哦！」

在高齡者安養機構的用餐時間裡，經常可以看到這樣的場景。不肯張嘴、食物含在嘴裡不吞、因嗆到而「咳、咳」地邊吃邊咳等。不僅在安養機構，在醫院或家中也是一樣，飲食照護者的辛勞似乎永無止境（圖1）。

在對照護者進行「哪些照護最辛苦」的問卷調查時，高居前幾名的一定會有進食、沐浴與排泄這三項。協助沐浴、排泄是體力勞動，確實很辛苦，但協助進食與其他兩項不同，進食不順利會導致營養不良或引發肺炎，因為直接影響到預後，尤其讓人煩惱。

面對無法順利進食的高齡者，家屬不是只有照護上的辛苦。「食量減少」「每次進食都會嗆到」等症狀會引發家屬種種情緒，例如對患者不肯進食覺得焦躁，對無從得知預後感到不安，甚至是對死亡的恐懼等。此外，家屬都會有「希望患者進食」的強烈心情，或許是因為看到「進食」的行為，才能感受到這位高齡者的生命力吧。

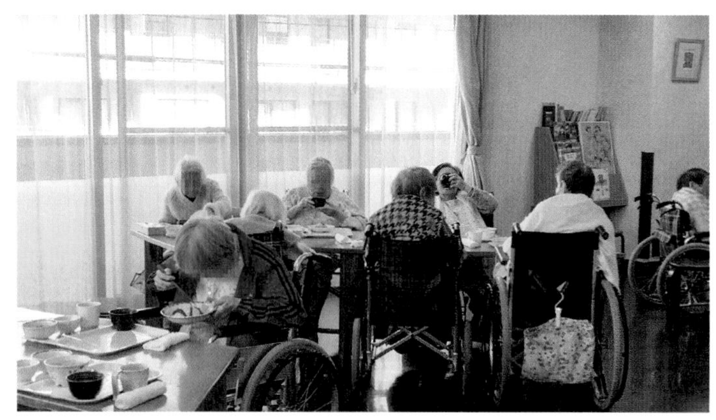

圖 1 ｜安養機構裡的用餐場景

機構裡的高齡者在用餐時需要各式各樣的協助。

2 進食吞嚥復健

把食物放進嘴裡然後吞下，這一連串動作稱為進食吞嚥，或只稱為吞嚥。當這一連串動作受到阻礙時，就稱為進食吞嚥障礙或吞嚥障礙。一聽到吞嚥障礙，或許很容易聯想到食物吞進喉嚨時，沒吞進食道，反而從氣管掉進去的「誤嚥」，但吞嚥障礙的症狀並不是只有誤嚥而已。不願進食、食物掉落、囫圇吞等，由口進食的吞嚥過程中任何一部分受到阻礙，都稱為吞嚥障礙（表1）。由於高齡者容易有吞嚥障礙，所以協助進食非常困難，需要花很多心思照護。

要改善吞嚥障礙，就要進行「吞嚥復健」，相信各位都曾在某處聽過這個說法。最近相關的媒體報導也愈來愈多，這個概念愈來愈廣為人知。

表1｜吞嚥障礙的具體症狀

● 嗆咳	● 進食速度太快
● 不肯進食	● 流口水
● 食物邊吃邊掉	● 吞不進去
● 囫圇吞	● 無法吞藥
● 用餐費時	● 窒息
● 食物含在嘴裡	● 誤嚥
● 喉嚨發出咕嚕聲	● 胃食道逆流
● 噎在喉嚨	等等

吞嚥復健給人什麼印象呢？一提到吞嚥復健，或許很多人都認為是「藉由訓練改善吞嚥功能」吧。

1） 訓練就能改善吞嚥功能嗎？

對我說「請您進行吞嚥訓練」的家屬 CASE STUDY

有位患者來醫院就診，家屬的主訴是「最近喝水會嗆到，想請醫師幫他看看」。用內視鏡檢查吞嚥功能後發現，喝水時的確有少量誤嚥，但只要增加稠度就能順利吞下，不發生誤嚥。根據這個檢查結果，我請家屬「以後喝水時可以增加稠度」，家屬也表示瞭解，但在診察結束時，家屬卻問：「醫師，那該做哪些吞嚥訓練呢？」老實說，我記得當時我有點為難，只好含糊其詞地帶過。為什麼我會不知該如何回答呢？因為那是一位 95 歲長年臥床的阿茲海默型失智症患者。

如果是手腳的功能障礙，或許家人就不會提出希望訓練了。對於一位95歲長年臥床的阿茲海默型失智症患者，家人應該也不會覺得「只要訓練就能再度正常行走」。但在我的經驗裡，卻有很多家屬都認為「吞嚥障礙能靠訓練改善」。為什麼「吞嚥復健＝訓練」的這種印象會流傳開來呢？

2） 吞嚥復健的歷史

「吞嚥復健＝訓練」這個印象深植人心的原因之一，是吞嚥復健在臨床上發展的歷史。

現在的吞嚥復健多半是以中風恢復期[*1]**的吞嚥障礙為中心發展起來的**[1)]。患者中風後，被送往醫院，經過手術或點滴等處置，待整體健康狀態穩定之後，為從中風後遺症中康復，就會進行「恢復期的復健（訓練）」。因為吞嚥障礙也是後遺症的

＊1 中風分為三期，分為發作後幾個星期的「急性期」、至中風 6 個月為止的「恢復期」，和 6 個月之後的「慢性期」（也稱維持期、生活期）。

一種，因為希望吞嚥障礙能恢復，所以會進行吞嚥訓練。吞嚥復健就是以恢復期為主要階段而設計出的各式各樣對策或訓練方法。由於這個契機，吞嚥復健開始普及，並有長足的進步，可說建立起了現今吞嚥復健的基礎。因為最初的起源是「吞嚥訓練」，所以這就變成大眾對吞嚥復健的印象，進而廣為流傳、深植人心。

3 居家或安養機構高齡者的吞嚥特徵

1）能進行吞嚥訓練嗎？吞嚥訓練有效嗎？

請回想住在安養機構或居家高齡者的狀況吧。訓練有效嗎？或許在這之前更要考慮的是，他們願意接受訓練嗎？部分高齡者或許可以。但這位已經出現吞嚥障礙的人，能理解困難的訓練手法嗎？

想藉由訓練讓安養機構或居家高齡者的吞嚥障礙恢復，是非常困難的。

其中一個原因在於，大部分在機構或居家的高齡者，都不是處於恢復期，而是處於慢性期（維持期），已超過恢復期。正如字面的意義，症狀已經慢性化了（圖2）。一般而言，要以訓練改善一直遺留到慢性期的後遺症非常困難。我們從肢體無力為例來推想，應該就不難想像，想光靠訓練改善中風多年之後的肢體無力，會是多麼地困難（圖3）。吞嚥障礙也是同樣的道理。想靠訓練讓遺留到慢性期的吞嚥障礙有顯著的恢復無疑是困難的。

另一個很大的原因，也就是本書的主題，罹患失智症的高齡者很多。高齡失智症患者很多都有溝通上的困難，使得他們無法順利地理解訓練指示。對訓練喪失動力也是失智症的症狀之一。訓練要持續，效果才能顯現，但**高齡的失智症患者往往難以持續，所以吞嚥**

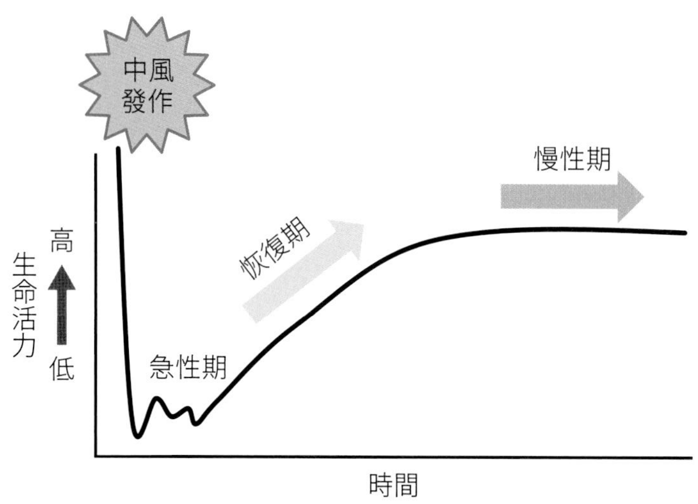

圖 2 ｜ **中風後病程概念圖**

急性期或恢復期的障礙，可以期待後續的康復。但若已到慢性期則無法期待有顯著的改善。

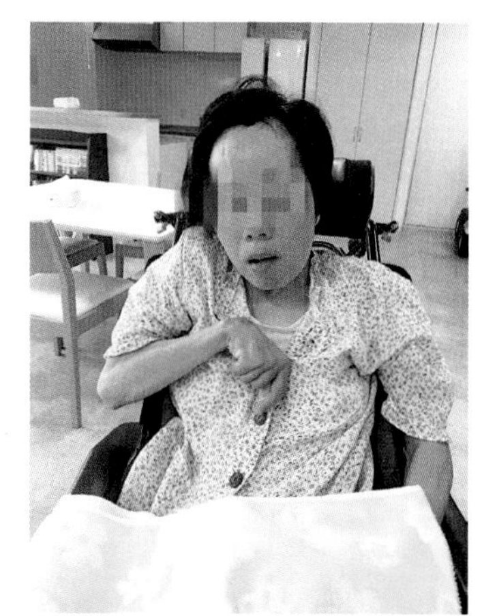
圖 3 ｜ **中風 3 年後的患者**

可以觀察到右上肢無力（攣縮）。中風 3 年後仍留下來的無力光靠訓練要改善是很困難的。

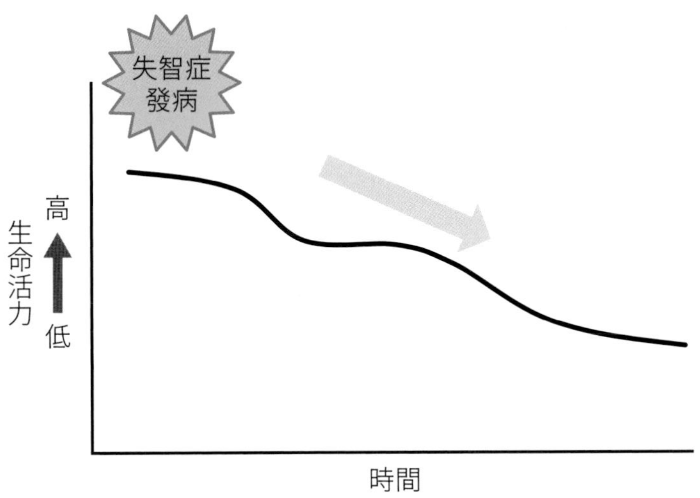

圖 4 ｜**失智症病程概念圖**

失智症是一種症狀會慢慢惡化的進行性疾病。與中風後的病程大不相同。

訓練並不適用。

更重要的是，**大部分的失智症都是進行性疾病**（圖4）。雖然有各種解讀，但大抵來說，失智症在醫學上是一種功能不斷退化的疾病，**因失智症導致的功能退化，是無法靠訓練抵抗的**。

不過，即使是處於慢性期或有失智症，訓練對某些狀況仍能發揮效果。那就是當吞嚥功能發生廢用[*2]時。高齡失智症患者長期被禁止由口進食時會發生「因失智症所引發的吞嚥障礙」與「因廢用所引發的吞嚥障礙」，此時，**針對廢用的部分，訓練是有效的**。但就如同前文中多次提及的，就算廢用的部分回復了，訓練仍舊無法改善因失智症而惡化的部分。

*2 廢用是指因過度限制運動等，導致肌力衰退，使得原本可以做到的動作，不再能做到。

專欄 **靠訓練無法恢復，也無法阻止功能衰退**

各位知道 ALS（Amyotrophic lateral sclerosis，肌萎縮性脊髓側索硬化症，俗稱漸凍人）這種疾病嗎？這是一種全身肌力會慢慢衰退，最終連呼吸肌的功能也衰退終至死亡，在現代醫療中仍無治療方法的疾病。如果曾經負責照護過 ALS 患者應該就能想像，靠訓練是完全無法阻止 ALS 的肌力衰退的。說得武斷一點，失智症也和 ALS 一樣，是進行性的疾病。因此，想以訓練來改善因失智症所引發的吞嚥功能衰退是不可能的，而且也不適合進行吞嚥訓練。

2）居家或安養機構高齡者的吞嚥復健

吞嚥訓練無效……，這或許有點讓人沮喪。

雖然無法進行吞嚥訓練，但也不表示就沒有其他的事可做。**做得到的事、能為高齡失智症患者做的事仍像山一樣多。**

雖然無法進行吞嚥訓練，但也不代表就一直無法享受進食。**原本無法由口進食的高齡者，也有可能再度由口進食；總是反覆發生肺炎的高齡者，也能減少肺炎的頻率。**

處於慢性期或有失智症的高齡者，有時也會為了維持功能或預防功能衰退而進行訓練，但重點並不在訓練。重點並不在「以訓練來改善」吞嚥障礙，而**在於從「進食支援」的角度「選擇符合功能的食物」「找出不容易嗆咳的姿勢」等**。不進行訓練似乎比較沒有復健的感覺，但復健的概念其實很廣泛，透過各種調整讓高齡者生活舒適、自在地融入社會，這些也都包含在復健當中。即使無法進行訓練，只要適當地提供進食支援，就能持續安全地由口進食。

本書中關於失智症患者的進食支援，會夾雜臨床實例進行解說。這些方法不僅適用於高齡失智症患者，很多也適用於無法以訓練改善的腦中風慢性期，或其他神經肌肉疾病的吞嚥障礙患者。照護這類患者的相關人士，請務必參考。

4 從進食的角度看失智症

1）高齡失智症患者的現況

高齡失智症患者在已迎接超高齡社會[*3]的日本正急遽增加。甚至有研究指出，高齡者（65歲以上）每4人中約有1人是失智症或是失智症的潛在患者。然而這大量的高齡失智症患者生活的地方是哪裡呢……？並不是醫院。雖然一些精神科有長期住院的高齡失智症患者，但絕大多數的高齡失智症患者，在為種種症狀所苦的同時，都是生活在安養機構或是家中。甚至有調查更指出，入住安養機構的高齡者當中，約有95%都有失智症[2)]。因此，**失智症照護的第一線並不是在醫院，而是在機構或家中**。雖然如此，在照顧第一線發生肺炎或骨折等狀況時，還是會住進醫院，所以醫院對高齡失智症患者的處置也成為一個課題。

＊3 在WHO（世界衛生組織）的定義裡，總人口中65歲以上高齡者占比為7～14%的稱為高齡化社會，14～21%稱為高齡社會，超過21%稱為超高齡社會。日本在2007年領先世界，進入了超高齡社會。

2）失智症是進行性疾病——從治療到照護的模式轉移

相信各位都知道失智症的症狀會慢慢惡化。以現今的醫學，雖然能暫時延緩退化，但卻無法阻止。當然，也無法治癒。雖然也有各種解釋，但從醫學上來說，失智症就是一種會一直進行到死亡為止的疾病。

由於失智症是進行性的，所以在面對與之相關的障礙或功能衰退時，訓練或恢復功能的概念根本就無法與之抗衡。對「維持」功能或預防廢用，訓練雖能發揮一定程度的效果，但若目標是藉由訓練「恢復」功能，不僅是本人，連照護或醫療人員都會因此勞心勞力、備感無力。因此，重點應是在「從治療到照護」的模式轉移（paradigm shift）。換言之，**失智症的吞嚥復健不是以訓練、恢復功能為主體的「cure」（治療），而是必須轉換成以「care」（照護、支援）為主的觀點**（圖5）[3)]。需要的不是以恢復吞嚥功能為目的進行復健（治療），而是一面盡可能引導出現有功能，一面進行協助、支援，讓患者能夠安全地由口進食（照護）。

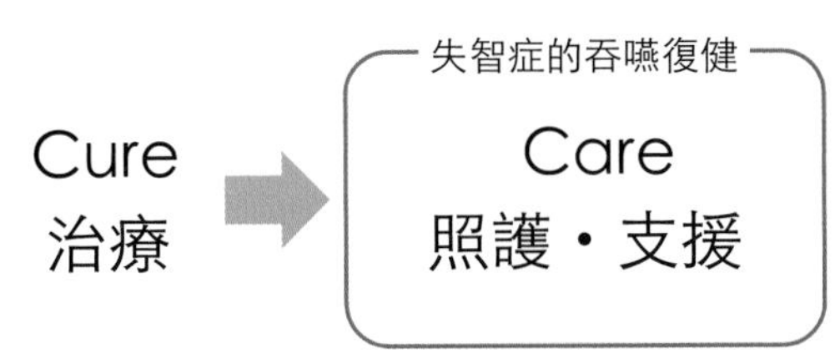

圖5｜從治療到照護的模式轉移
失智症的吞嚥復健，比起「cure」（治療），更需要的是「care」（照護・支援）。

3）高齡失智症患者家屬的心情

是想獲得治療？或是想知道真實的狀況？

CASE STUDY

有一些失智症患者大老遠地來醫院看我的門診。雖說只是來醫院，但可一點都不容易，不是得多次轉乘大眾交通工具，就是得長途開車，家屬很努力地帶患者來看診。

有位重度吞嚥障礙的失智症患者被家人帶來看我的門診。家屬強烈地期望「希望他能吃更多」「希望能拔掉胃造口」，但我無法治療失智症患者因失智症所引發的吞嚥障礙。因為無法回應家屬「希望進行治療」的期待我覺得很無力，我也告訴家屬，我會盡可能進行治療，但可能不會有顯著的改善，因為患者需要的不是治療而是照護，也向他們說明這位患者的失智症病因，以及病情現在進展到哪個階段。

沒想到聽完之後，家人表示「如果這樣的話也沒辦法了對吧，我們明白了。」然後一副豁然開朗的表情回家了。雖然最終還是無法回應患者家屬的期待，吞嚥障礙也沒有治好……。

相信家屬在每天的照護中也都有隱約感受到「失智症的吞嚥障礙不會好了」。來看病時，他們雖然會用「希望能夠進行治療」來表達，但似乎在這句話的背後，家屬真正的期待經常也只是「希望能夠理解真實的狀況」。

我們**專業人員的工作不光只是治療**，或許還包括**要對「為什麼（患者）無法進食」這個問題找出醫學上的脈絡，試著換句話傳達給患者的家屬。把高齡失智症患者家屬「若能夠當然想為患者做些什麼……但如果沒有也只能理解並接受」的潛在情感，一起提出來討論並幫助他們表達，這將會是高齡失智症患者吞嚥治療的一個目標。**

＊　＊　＊

為了能夠說明「為何無法進食」，就必須確實理解不同的失智症的病因。此外，為了提供每位患者適當的照護，也必須對失智症的病因加以理解。接下來就具體來瞭解不同失智症的病因吧。

5　理解失智症

1）失智症是什麼

「失智症」一詞已經非常普遍，不僅是實際從事照護的家人，在一般大眾之間也相當普及。甚至小學裡也開設有失智症協助人員的培訓課程。但我們雖然聽過「失智症」這個名詞，也會在言談中提到，可是想說明它卻意想不到地困難。

失智症是指「腦部因後天受損導致原本正常發展的智力呈現衰退」。在醫學上被定義成是一種症候群，除了智力之外，也伴隨有包含記憶、定向力（orientation）[*4] 等的認知功能障礙或人格障礙。一般來說，就是指維持個人生活所需的思考力、智力出現衰退。

＊4 定向力是指掌握當下的年月、時間，自己在哪裡等基本狀況的能力。

2）失智症的患者人數

日本高齡人口有逐年增加的趨勢，65歲以上高齡者的占比在2016年已經超過了26%，邁入了超高齡社會。受此影響，失智症患者人數也急遽增加，根據日本厚生勞動省的調查，失智症發病的患者人數在2012年時約有462萬人。從這個數字可以推算出65歲以上的高齡者當中，約15%的人都有失智症。也可推算出處於失智症前一階段的輕度認知障礙者（Mild cognitive impairment, MCI）人數約有400萬人。失智症患者加上前一階段者的人數，合計就約有862萬人（圖6）。這862萬人的龐大數字顯示出「失智症」不同的疾病狀態不是只有專精失智症的醫護人員才需要知道，而是從事高齡者醫療、照護的所有職類相關人員、家屬等，都必須學習的知識。

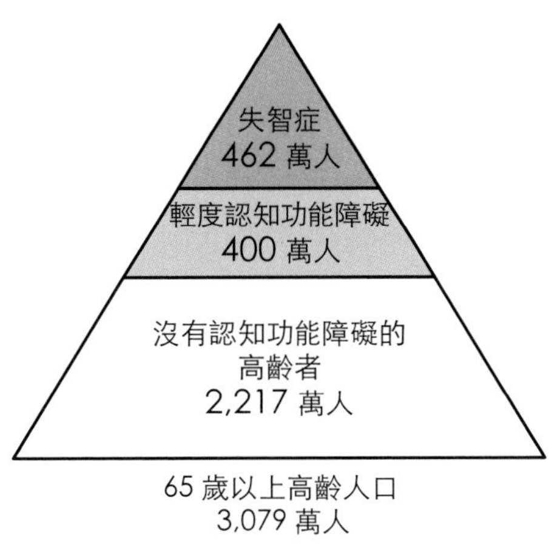

圖 6 ｜**失智症的患者人數**

高齡者約每 3.6 人當中就有 1 位是失智症患者或失智症的潛在患者。

專欄 **約 862 萬人**

根據 2014 年日本厚生勞動省「病患調查」的結果，高血壓的患者數為 1,011 萬人、糖尿病為 317 萬人、高血脂症為 206 萬人、癌症為 163 萬人、腦血管疾病為 118 萬人。與這些數字相比可得知，失智症患者人數之多。

3）失智症不是病名？

或許這個說法大家會有些混亂，但其實是要說明一個重點。那就是失智症並不是「疾病名稱」。單只從這句話各位可能會覺得困惑。「不是疾病名稱？」腦海中不禁會浮現一大堆問號。

既然有調查公布患者人數，媒體上也經常有失智症的專題報導，「失智症」彷彿就是指某一種疾病，但嚴格來說，失智症並不是一種疾病，而是「症狀名稱」。也就是說，先有造成腦部障礙的「病因」，然後才把這個病因所導致的認知功能衰退概括成是「失智症」。

其實，**造成失智症的病因不同，所引發的吞嚥障礙症狀也就完全不同**。若把所有狀況都概括成是「失智症」並提供相同的照護，對某些患者可能有效，但對病因不同的患者也可能會造成反效果。因此，**照護失智症患者的基本原則就是「根據病因、疾病狀態提供相應的照護」**。意思就是，以這個基本原則再加上適合個別患者的個別照護。

4）四大失智症

相信各位已經理解失智症有其病因，而從造成失智症的原因來區分的疾病種類，據說多達70種以上（表2）[4]。其中最多的是阿茲海默型失智症、路易氏體型失智症、腦血管型失智症、額顳葉型失智症，這四種稱為「四大失智症」，占了全體失智症的約9成。

阿茲海默型失智症、路易氏體型失智症與額顳葉型失智症，是被分類為退化性失智症（degenerative dementias）[*5]的進行性失智症。此外，腦血管型失智症則是因中風等所引發的失智症，按理來説若沒有發生中風等情況，就不會惡

＊5 退化性失智症是由於腦部神經細胞逐漸損壞，導致症狀持續惡化的失智症。

表 2 | 失智症的病因

1. 中樞神經系統退化性疾病
阿茲海默型失智症
額顳葉型失智症
其他的額顳葉退化症（frontotemporal lobar degeneration, FTLD）
路易氏體型失智症
帕金森氏症
進行性上眼神經核麻痺症（progressive supranuclear palsy, PSP）
大腦皮質基底核退化症（corticobasal degeneration, CBD）
亨丁頓氏症（Huntington's disease, HD）
關島與紀伊半島的帕金森失智複合症（Parkinson-dementia complex of Guam）
脊髓小腦萎縮症（spinocerebellar degeneration, SCD）

2. 腦血管疾病
多發性皮質梗塞
多發性小洞性梗塞
賓斯旺格症（Binswanger disease）
腦出血、蜘蛛膜下腔出血（Subarachnoid hemorrhage, SAH）
遺傳性．家族性腦血管疾病

3. 代謝性疾病．內分泌疾病
肝性腦病變（hepatic encephalopathy, HE）
持續性低血糖（prolonged hypoglycemia）
尿毒症
電解質異常
缺氧
腦下垂體功能低下（hypopituitarism）
甲狀腺功能低下（hypothyroidism）
副甲狀腺疾病
庫欣氏症候群（Cushing's syndrome）
艾迪森氏病（Addison's disease）
威爾森氏症（Wilson's disease）

4. 營養缺乏症
魏尼克腦病（Wernicke-Korsakoff syndrome，維生素 B1 缺乏症）
癩皮病（Pellagra，菸酸缺乏症）
亞急性脊髓退化（subacute combined degeneration of spinal cord，維生素 B12 缺乏症）
酒精相關疾病
胼胝體病變（Marchiafava-Bignami disease）

5. 藥物、中毒
重金屬
一氧化碳
中樞神經系統藥物
其他藥物

6. 腦神經外科的疾病
腦腫瘤
頭部外傷
慢性硬腦膜下血腫（chronic subdural hematoma）
原發性常壓性水腦症（idiopathic normal pressure hydrocephalus, INPH）、水腦症

7. 感染
腦腫瘤
腦膜炎
梅毒
愛滋病
進行性多灶性腦白質病（progressive multifocal leukoencephalopathy, PML）

8. 普利昂疾病（Prion diseases）
庫賈氏病（Creutzfeldt-Jakob disease, CJD）
吉斯曼 - 史特斯勤 - 先克症候群（Gerstmann-Sträussler-Scheinker syndrome, GSS）

9. 自體免疫疾病．發炎性疾病、脫髓鞘疾病
膠原病（collagen disease）、血管炎（vasculitis）、類肉瘤病（sarcoidosis）
貝賽特氏症（Behcet's disease）
邊緣系統腦炎（limbic encephalitis）、腫瘤伴生徵候群（paraneoplastic syndrome）
多發性硬化症（multiple sclerosis, MS）、急性瀰漫性腦脊髓炎（acute disseminated encephalomyelitis, ADEM）

10. 精神疾病（假性失智）
躁鬱症
思覺失調症

化。但腦血管型失智症的原因大多是小洞性梗塞（lacunar infarcts）*6 和白質病變（white matter lesions）*7，這兩種情況都會逐漸增加、擴大，所以在這層意義上來說，腦血管型失智症也具備進行性的特質[5)]。換言之，**在面對失智症患者時，必須要注意到他們的失智症多半都是「進行性」的。**

*6 在大腦深處（大腦基底核或橋腦等）形成直徑1.5cm以下的小梗塞，在沒有自覺症狀下發生的案例也不少。

*7 在大腦深處的白質裡觀察到缺血性的變化。白質裡主要是神經纖維，是由神經纖維病變所引發的。

5）確認失智症病因時要注意的事

造成失智症的病因不同，出現的吞嚥障礙症狀也大不相同。因此，在進行失智症患者的吞嚥復健之前，必須知道不同病因所引發的吞嚥障礙特徵。在第2篇裡將一面舉出臨床案例，一面詳細説明四大失智症的吞嚥障礙特徵及其因應方式。

有一點要特別注意，通常病歷、轉診單、基本資料表等各式相關文件上會載明「病名」（包含病名、症狀名兩者），但大家可以回想看看，的確有些會寫「阿茲海默型失智症」或「腦血管型失智症」，但各位是不是也看過只寫「失智症」的呢？看到這種寫法時不會感到疑惑嗎？不會覺得「造成失智症的病因到底是什麼呢？」

有調查指出，日本入住照護機構的失智症患者中約四成都沒有記載病因。所以即使我們想針對不同疾病做出處置，大多數的失智症患者卻沒有被診斷出病因。診斷失智症的病因的確有其困難之處，如果是給非失智症專科醫師看診，也還是會發生雖然記載是阿茲海默型失智症，但實際上卻是路易氏體型失智症或腦血管型失智症的案例。而且，就算主治醫師知道是路易氏體型失智症或腦血管型失智症，但有時在開立處方籤時，附上的診斷名稱卻是阿茲海默型失智症。（因為Galantamine[1] 和Rivastigmine[2] 兩種成分對路易氏體型失智症與部分腦血管型失智症也有效，但在日本，若無阿茲海默型失智症的病名，就無法開立處方。）

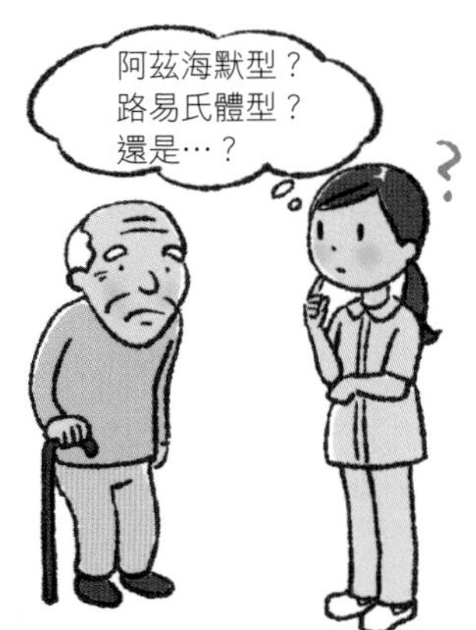

因爲病歷上經常沒有記載造成失智症的原因，所以必須從觀察患者的生活來推測疾病。

譯註1. Galantamine（商品名Razadyne、Reminyl · 利憶靈等），用於治療輕度至中度阿茲海默症和各種其他記憶障礙導致的認知衰退。

譯註2. Rivastigmine（商品名Exelon®憶思能膠囊、Rivastach® Patch憶思能穿皮貼片），是一種膽鹼分解抑制劑，用於治療輕度至中度阿茲海默症和帕金森氏症。可以口服或透過穿皮貼劑給藥。

這麼一來，可以想像得到有人會說：「如果連病歷上的病名都不可信，那該如何是好？還是要所有人都去看失智症專科醫師才行呢？」……，其實沒有這個必要。可以**請熟知患者生活狀況的人觀察患者的生活，從其特徵來推測病因**。或許有人會覺得「要推測病因就得做CT或MRI[*8]」，但在推測病因時，比檢視腦部影像更重要的是「觀察生活」。

＊8 大腦斷層（剖面）攝影。兩者的差異是CT有輻射暴露但所需時間短；MRI雖然沒有輻射問題，但檢查時間較長。想詳細檢查腦部，一般採MRI較佳，但通常會依上述差異分別靈活運用。此外，調查失智症病因的影像檢查，還有 SPECT 或 DaTscan 等方法。

重點並不在「診斷」，而是「**推測**」。因為診斷是醫師的工作，除了醫師外，其他職類的人不可以做出「你是路易氏體型失智症」的診斷；但觀察失智症患者的生活，照護者之間有「那位患者的病名雖只有寫失智症，但他看起來似乎是典型的阿茲海默型對吧！」「雖然病名是寫阿茲海默型，但感覺有點像路易氏體型對吧！」之類的對話則無可厚非。若能在照護現場做到像這樣的推測，照護的品質就會顯著提升。因為這樣就能根據病因特徵做到相應的照護。這在進行複雜的失智症照護時會成為非常大的優勢。本書當中也隨處穿插了許多有助各位進行這類推測的基本重點，請一定要嘗試學習並實踐。

6）知道病因後照護方式就會改變

對於根據病因特徵提供適合的照護的好處，我想舉個例子來說明。

假設有位阿茲海默型失智症患者遲遲無法開始用餐，擔心他不吃會營養不良，體重也可能會減輕；更重要的是，如果不吃完就無法收拾，也會影響到機構等場所餐後的休閒育樂活動。此時，各位對患者「不吃」的行為有什麼想法呢？或許有些照護者會覺得，如果「不吃」的狀況持續發生，就成了「問題行為」。

但是，根據阿茲海默型失智症的症狀，我們知道患者有失認（agnosia）[*9]、注意力障礙（disturbance of attention）[*10]等特徵，再用這個角度再仔細觀察患者不吃的原因時或許就會發現……，患者因失認症不覺得自己圍兜上的花紋只是花紋，因而非常在意；也或許會發現，患者因注意力障礙而一直在摸自己圍兜上的花紋，所以遲遲無法開始用餐（圖7）。這樣應該就能找出「把圍兜換成素色的」等對應的方式。即便找不出對應方式，理解疾病的特徵，也會讓你可以理解並接受「患者因為很在意圍兜上的花紋而無法順利用餐，這是因為他生病了，所以也沒有辦法」。

＊9 失認是指無法理解自己看到的東西是什麼的現象（參照p.18）。

＊10 一旦開始在意某件事物就無法把注意力放在其他事物上的現象，是注意力障礙的一種（參照p.18）。

正如前文所說，**觀察到「不吃」這個行為時，如果不知道疾病原因就會覺得這是「問題行為」，但如果知道病因，就會變成是「能夠因應、接受的行為」**（圖8）。這就是所謂的「先理解病因再進行照護」。要改變失智症患者是難上加難，但照護者是可以改變的。讓我

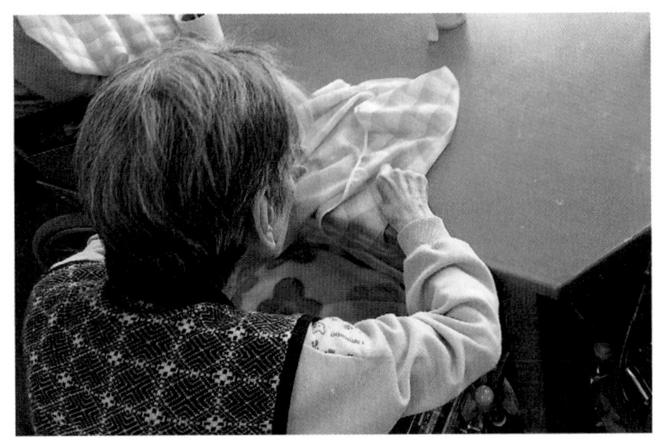

圖7｜**阿茲海默型失智症的例子**

因爲失認或注意力障礙非常在意圍兜上的花紋，以至於無法開始用餐。

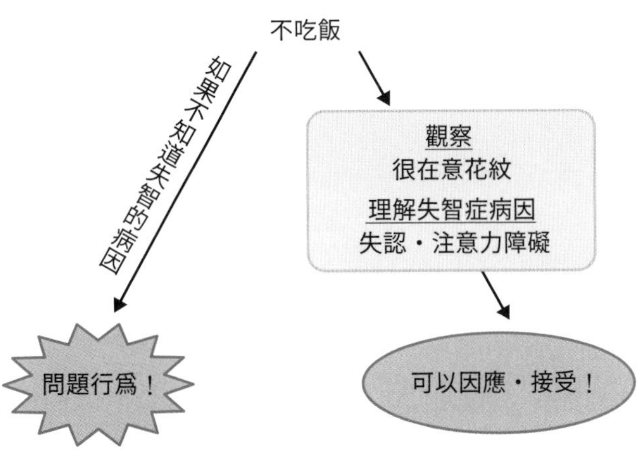

圖8｜**該如何理解失智症患者的行為**

們試著理解失智症的病因，透過改變我們自己，達到能提供最適合照護的目標。

接下來在第2篇裡，將從吞嚥與飲食的角度來詳細解說四大失智症。

專欄　也別忘了四大失智症之外的疾病

千萬不能忘記，四大失智症並不代表所有的失智症。除了本書所解說的四大失智症外，有些疾病也會出現失智的症狀。有時甚至連造成失智症的病因也會合併有好幾種（如阿茲海默型失智症合併腦血管型失智症等），因而無法明確區分出四大失智症。

這麼一聽或許會覺得「那只好學習所有病因造成的失智症了……」，但做為失智症進食支援的基礎，按四大失智症的分類來學習是深具意義的。只要學會了四大失智症，自然也就能對應其他原因造成的失智症或合併多種疾病的失智症了。

参考文献

1）藤島一郎ほか．脳卒中の摂食嚥下障害　第 3 版．東京，医歯薬出版，2017，400p.
2）厚生労働省．“5．介護保険施設の利用者の状況”．平成 28 年介護サービス施設・事務所調査の概況．2016，16-9.
3）野原幹司．“1 章 摂食・嚥下リハビリテーション”．認知症患者の摂食・嚥下リハビリテーション．野原幹司編．東京，南山堂，2011，2-5.
4）葛原茂樹．認知症とはなにか：overview．診断と治療．99（3），2011，412-8.
5）伊井裕一郎ほか．大脳白質病変を伴う認知症の考え方．老年精神医学雑誌．27（12），2016，1302-9.

第2篇

不同類型失智症的進食支援

第1章 阿茲海默型失智症●「不吃」的失智症

阿茲海默型失智症指的是因阿茲海默症引發的進行性失智症。阿茲海默症是一種因腦中有異常蛋白質沈積，導致腦部漸漸萎縮的疾病。正如各位所知，是最常見的失智症，據估計失智症患者當中，約有半數都是阿茲海默型失智症[*1]（圖1）[1)]。

＊1 阿茲海默型失智症因為罹患的人最多，因此是失智症的代表，在媒體上舉出的「失智症的特徵」，多半都是阿茲海默型的特徵。

阿茲海默型失智症患者給人的印象就是看起來有些心神不寧，總是對周遭發生的事東張西望。這個**心神不寧、東張西望的印象，就是辨別阿茲海默型失智症的一個線索**。

由於患者對自己是阿茲海默型失智症患者一事缺乏自覺，所以會觀察到他們拒絕照護者干涉，或是當照護者提醒他們注意行為時會聽不進去。與阿茲海默型失智症患者接觸時的基本原則是，**儘量不要否定患者所說或所做的事**[2)]。就算他們哪裡做得不對，也不要否定他們的行為，較理想的方式是轉移注意力，或是裝作若無其事地應付過去、不要指責他們。

這個疾病的重要特徵是「認知疾病」，而不是「身體疾病」。發病早期就會出現認知功能障礙，但身體功能的障礙要在相當惡化之後才會出現，吞嚥這個身體功能也一樣，通常較能一直維持到接近終末期為止。因此，在有關吞嚥或進食的相關症狀上，**比起誤嚥或肺炎，更常觀察到的是「不吃」、「用餐費時」這類進食行為障礙**，誤嚥會造成問題時多半都已經接近終末期了。

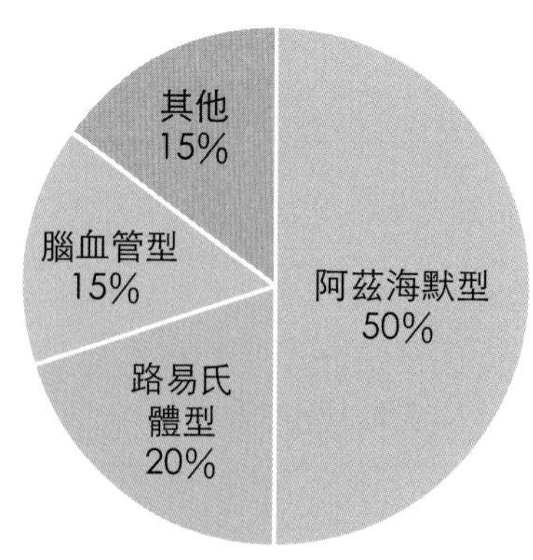

圖1｜不同原因造成的失智症比例[1)]

阿茲海默型失智症占了約半數。

1 阿茲海默型失智症的核心症狀

因阿茲海默症導致腦神經損傷而直接引發的症狀稱為阿茲海默症的核心症狀，雖然部分症狀可用藥物[*2]延緩惡化，但**基本上是無法治癒的**。因為核心症狀的影響，就會引發相關周邊症狀或進食行為的障礙（圖2）。

*2 使用的藥物包括膽鹼分解抑制劑：Donepezil（Aricept®・愛憶欣）、Galantamine（Reminyl®・利憶靈）、Rivastigmine（Exelon®・憶思能），及NMDA受體拮抗劑如Memantine（Ebixa・憶必佳、Witgen・威智、Memary®・美憶）。
服用這些藥物期間雖然能延緩症狀惡化，但一旦停藥，就會又回到原本疾病惡化的速度。

*3 稱為近期記憶（recent memory）障礙。

*4 稱為事件記憶（episodic memory）障礙。

①記憶障礙

記憶障礙的特徵就是比起久遠之前的記憶，更容易忘記剛剛才發生的事[*3]。不僅是忘記自己曾做過的事，而是連自己曾經做過這件事的事件本身都忘記了[*4]。不是失智症的人，有時也會不小心忘記自己幾天前「吃了什麼」，但只要不是失智症，至少會記得自己「有沒有吃過飯」。但如果是失智症，會連「曾經吃過飯」這件事都忘了。才剛吃完飯就問「怎麼還沒開飯？」，這是在阿茲海默型失智症患者身上經常會聽到的故事，這個行為就是因為他們連「曾經吃過飯」這件事都忘了。

當記憶障礙更加惡化時，連餐具的用法都會忘記，所以會有無法取用餐具以開始進食的狀況。出現這種情況時，可以協助患者取用餐具。因為只要他們拿起餐具，身體自然會記得用法，之後就能順利用餐了（參照p.23）。

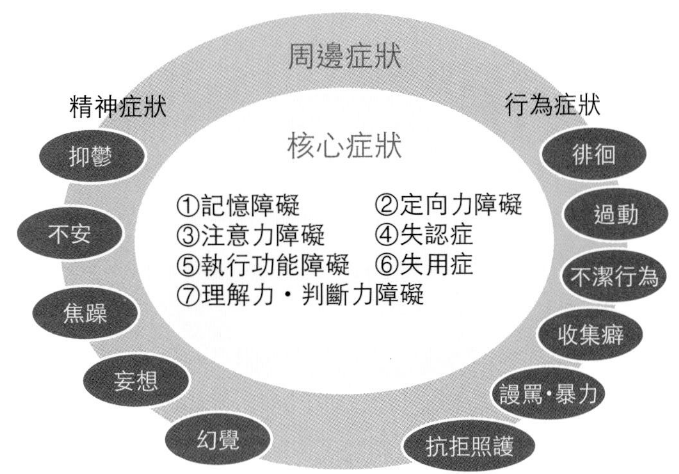

圖2｜阿茲海默型失智症的主要核心症狀與周邊症狀

阿茲海默型失智症的症狀可分爲：「每個人都會發生的核心症狀」與「核心症狀受環境等影響而出現的周邊症狀」。

②定向力障礙

定向力障礙（disorientation）會讓患者無法掌握當下的年月、時間或自己在哪裡等基本狀況。在阿茲海默型失智症患者身上，定向力喪失的順序幾乎是固定的，**隨著病情的惡化，會按「時間→場所→人」的順序，愈來愈搞不清楚**。首先會搞不清楚「今天是幾月幾日？什麼季節？」，當病情惡化時，會搞不清楚「自己現在在哪裡？」。更進一步惡化時，會連「人」都搞不清楚，甚至會問家人「你是誰？」。如果用餐時出現場所的定向力障礙，就會搞不清楚現在自己是在家裡、機構，還是餐廳，不知道自己所在之處是否可以用餐，結果有時就會出現在家中或機構裡遲遲不開始用餐的行為。

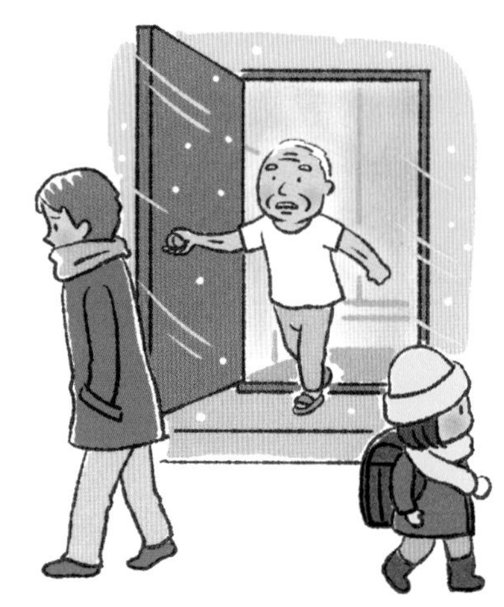

有時候會搞不清楚季節，結果以不適宜的裝扮外出

③注意力障礙

阿茲海默型失智症雖以記憶障礙最為人所知，但注意力障礙也是常見的症狀。其特徵是注意力或專注力愈來愈差；此外，還有當患者一旦在意起某件事，就很難把他的注意力從這件事移開。

從日常生活中各式各樣的聲音、情境中只挑選出所需事物的能力，理解對方聲音所需的專注力，配合狀況變化放下原本注意的目標轉而注意新目標的能力等，都會出現障礙[*5]。例如開車時必須同時留意行進方向、道路標識、行人、方向盤、油門、煞車等事，會變得棘手、害怕。

④失認

失認是指眼睛、耳朵或鼻子等雖然沒有問題，但卻無法將透過它們獲得的訊息傳達至大腦產生認知。當有視覺失認（空間認知功能障礙）時，辨識空間或圖像會變得困難，因此無法理解圖畫或花紋[*6]。再加上還有注意力障礙，所以很容易就被

＊5 因為有注意力障礙，所以對患者說話時「看著（患者的）眼睛，使用緩慢、簡短的句子」是基本原則。

＊6 有時候也會觀察到患者把餐具上面的圖案或花紋誤以為是「髒污」，而想把它們擦掉的行為。

餐具或圍兜上的花紋吸去注意力，以致遲遲無法開始用餐（圖3）。這種情況下只要更換成沒有花紋的餐具或圍兜，就能順利開始用餐。

⑤執行功能障礙

是指無法設定目標、擬定計畫，並有效地執行。當出現執行功能障礙（executive function disorder）時，就會觀察到患者做不到吃一口飯配一口菜這件事，會出現一直到眼前的碗盤都吃空了，才換吃下一道菜這類的進食行為（圖4）[*7]。

＊7 這個行為與「無法同時注意所有事情」的注意力障礙也有關聯。

⑥失用

是指無法使用物品進行複合動作。如果只是記憶障礙，幫助他拿起餐具，患者就能開始用餐，但當發生失用（apraxia）時，即使協助他拿起餐具，患者也不知道如何使用，因此遲遲無法開始用餐，或是就會改用手抓來吃（圖5）。

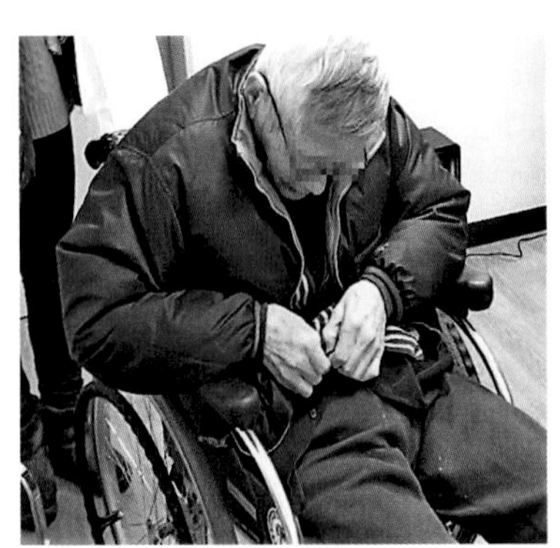

圖 3 ｜一心只在意鈕扣的患者

這是一位來我們診看病的患者。在診療期間他一直都很在意衣服上的鈕扣，不斷觸摸它。
當這樣的行爲出現在用餐場景中時，就會表現出注意力不在食物上、「不吃」的症狀。

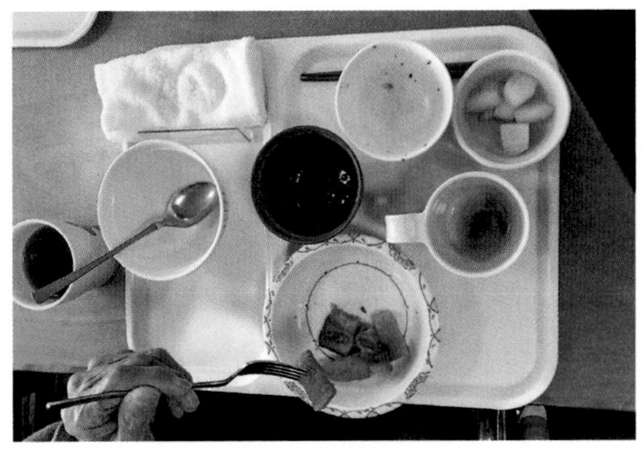

圖 4 ｜執行功能障礙、注意力障礙的症狀

無法平均吃每一道菜，會一直吃到眼前的碗盤空了之後，才吃下一道菜（白飯、味噌湯、小缽的菜已經空了）。

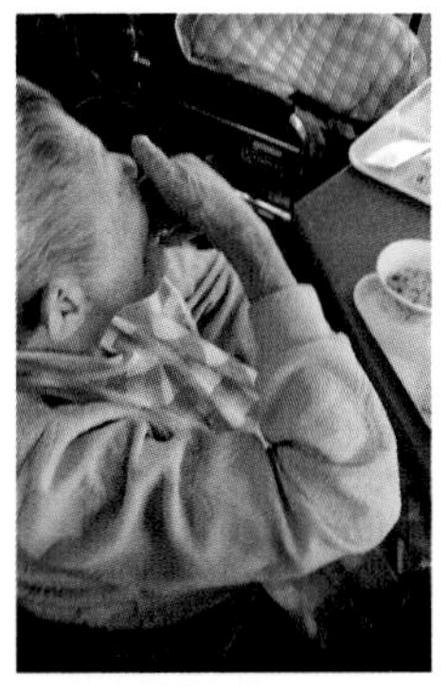

圖 5 ｜用手抓來吃

因爲記憶障礙和失用而無法使用餐具時，有時就會用手抓來吃。可以提供患者能用手抓來吃的餐點。

⑦理解力、判斷力障礙

是指無法理解事物並進行適當的判斷。具體來說，例如該穿什麼衣服好、烹調時要加什麼調味料等，連日常生活中的瑣事都變得無法判斷。在飲食方面，有時會出現只吃自己喜歡的東西、吃得過多，只要出現在眼前的東西，不管是什麼都不自覺地吃下去等之類的症狀。

⑧其他

失語、個性變化等，有時也會是核心症狀。

2 阿茲海默型失智症的周邊症狀

腦部病變並不是發生周邊症狀[*8]的直接原因，因腦部病變而產生的種種核心症狀才是引發周邊症狀的原因（圖6）。核心症狀雖然也會成為照護時的障礙，但周邊症狀所造成的問題往往更多（圖2）。

＊8 周邊症狀也稱為「失智症的精神行為症狀」。是可以透過投藥、適當的照護來減輕或改善的症狀。

由於失智症患者的性格、過去的經驗、生活環境或人際關係等，也會對周邊症狀產生很大的影響，所以相對於核心症狀都呈現出共同症狀的情況不同，周邊症狀的呈現則相當因人而異。

主要的周邊症狀包括了徘徊、不潔行為、玩大便、失禁、謾罵、暴力、幻覺、錯覺、妄想、抑鬱、依賴、性方面的問題行為、睡眠障礙、譫妄、進食行為異常、收集癖、抗拒照護等，還有其他的症狀。此外，有時會同時觀察到好幾種周邊症狀，有時也可能觀察到這裡所列舉之外的症狀。下面就針對與飲食相關的周邊症狀進行解說。

①抑鬱（心情低落）

對任何事都提不起勁、悶悶不樂，有時會出現類似憂鬱症的症狀。此症狀如果表現在飲食上，就會導致缺乏食欲或進食量減少。

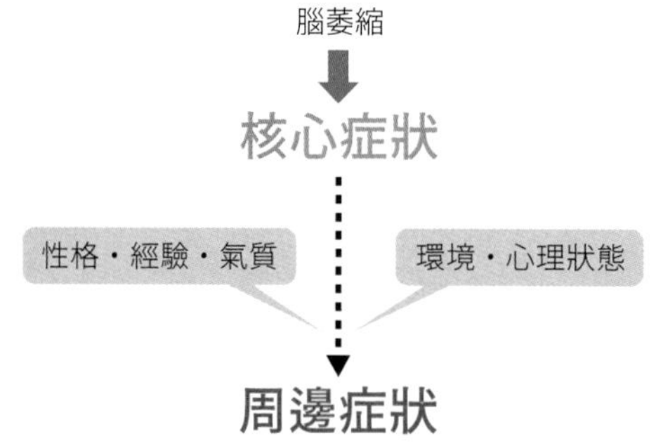

圖 6 ｜ **周邊症狀出現的機制**

核心症狀受到種種個人、環境因素的影響後，會出現周邊症狀。

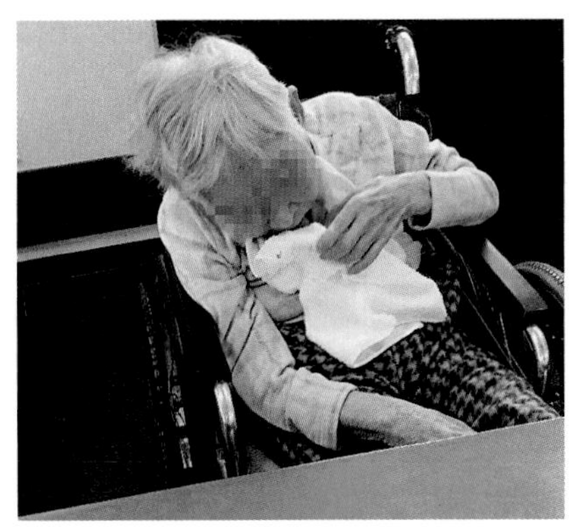

圖7｜**毛巾的異食癖**

有口腔期傾向（不管抓到什麼東西都往嘴裡放）的症狀，圖中是咬住毛巾想吃。

②抗拒照護

隨著認知功能衰退許多事無法自理時，不滿或不安的情緒加劇，有時會拒絕或反抗照護者的干預。尤其如果曾發生過傷害患者自尊的事，常常就會對照護者失去信任。有時也會抗拒接受進食支援，陷入「不吃」的狀態。

③進食行為異常

正如字面陳述，是指與飲食相關的周邊症狀。

● **異食**

異食（allotriophagy）是指吃不是食物的東西（圖7）。在阿茲海默型失智症患者身上，有時會觀察到他們把任何拿到手的東西都往嘴裡放的症狀[*9]，或是會把放進嘴裡的東西誤以為是食物直接吃下去。由於患者覺得那是「食物」所以才會想吃，所以就算嚴厲提出警告也無助於改善。不要把容易被誤認為是食物的東西放在患者身邊，是必要的因應方式。也有說法指出，患者的異食癖有時是為了吸引照護者們的注意。

＊9 稱為口腔期傾向。此一症狀在額顳葉型失智症患者身上也會觀察到（參照p.73）。

● **偷吃**

是指隨意吃掉別人的食物。但似乎也是因為覺得是「自己的東西」所以才吃掉。即使提醒、告誡也無助於改善，所以請注意預防。

● **過食**

過食（overeating）是指進食的量和次數變得非常多。因為核心症狀的記憶障礙導致患者忘記自己已經吃過，所以有時又會吃第二次。此外，因為飽食中樞受損，感受不到飽足感，也有可能造成過食。如果過食並沒有影響到健康也沒有對周遭造成困擾，也可以不特別介入，只保持觀察。

● 拒食

是指不吃或是把吃進嘴裡的東西吐掉。有時因為失認、失用或是定向力障礙的影響也會不吃。

3 阿茲海默型失智症的進食支援

下面將舉出一些實際的進食支援具體案例。其實，並沒有一種能在所有患者身上通用且有效的方法，瞭解更多方法並多方嘗試，才能找出最適合的支援方案。可以先瞭解阿茲海默型失智症的症狀，並考量個別患者的個性後再進行支援。

1）對於進食行為障礙

在阿茲海默型失智症患者身上不太會觀察到誤嚥的情況[3)]。雖然接近終末期時可能會誤嚥清澈的液體，但只要增稠，幾乎都能順利吞嚥，不會誤嚥。取代誤嚥的是會觀察到許多「**進食行為障礙**」（表1）[3)]。所謂進食行為障礙是指，不吃、在用餐中途停止、食物含在嘴裡不吞等，在「食物進到口中咀嚼之後吞嚥」這一連串流程中的某處卡住的狀況。

表 1 ｜阿茲海默型失智症常見的進食行為障礙及原因

①遲遲不開始用餐
- 不理解用餐場景
- 不知道是食物
- 無法集中精神
- 不知道如何使用餐具
- 嗜睡

②吃飯中途停止
- 無法集中精神
- 嗜睡
- 疲勞

③完全不吃
- 有牙科疾病
- 用餐環境改變
- 絕食抗議（？）

④缺乏食欲
- 嗅覺衰退
- 口味改變
- 身體狀況不佳
- 自然的發展

①遲遲不開始用餐——不吃的原因

阿茲海默型失智症患者有時就算把餐點放到他面前也不進食，讓我們一起理解原因並思考支援的方法。

● 不理解用餐場景

阿茲海默型失智症患者因為有定向力障礙，有時會無法認知用餐的場景。也因為是不知道是可以用餐的場景，所以才不動手用餐。

請把主角換成自己想像看看。假設你想用餐，然後走進了餐廳。你明明沒看菜單也沒點餐，結果餐點就突然端到了你的面前，你會有什麼感覺？應該會覺得困惑吧？「這餐點是？雖然端到我面前了，但我可以吃嗎？」對不知道自己身在何處、有定向力障礙的阿茲海默型失智症患者來說，在安養機構用餐或許就是這種感覺。這種時候對他們說聲**「你可以吃唷！」或是「我們一起吃吧！」，有時患者就會開始用餐**。在機構或醫院的用餐場景中，如果發現心神不寧、左顧右盼的阿茲海默型失智症患者時，請出聲提醒他們。

● 不知道是「食物」

因為失認症或記憶障礙影響，有時會無法認知眼前的食物是「食物」。對應這種情況重要的就是「出聲提醒」。**出聲提醒並讓患者理解**[*10]，他們眼前的食物是「自己的食物」。對於自主動作變少的中重度患者，提供用餐協助，讓食物碰觸嘴唇也是一種方法。

＊10 具體來說，例如「現在是吃飯時間唷！」「大家一起吃吧！」「這是○○伯伯的餐點唷！之類的提醒。

● 無法集中精神

由於失認，再加上注意力障礙，有時患者會因為在意桌巾、圍兜、衣服或餐具的花紋而無心用餐（圖8）。患者一旦有失認的情況，即使在我們的理解裡是「圍兜上的花紋」，但在他們眼裡看起來就會像是「污垢」等「令人在意的東西」，而不是花紋。一心想除去髒污，注意力都一直放在花紋上時就顧不了吃飯這件事了。這種情況下，**換成沒有花紋的餐具或圍兜，出聲提醒**讓他們把注意力轉到餐點上，**設法讓他們吃下第一口**等都會是有效的支援方式。

● 不知道如何使用筷子或餐具（湯匙或叉子等）

這與記憶障礙、失認或失用相關。從記憶障礙的角度來看，患者看到筷子時可能陷入了一種「這根棒子是什麼啊？我以前到底有沒有用過……，如果搞錯用法，可能會被笑……」的心理狀態，結果可能就會出現「不吃」的行為。當出現失認時，或許根本就不知道筷子是什麼。這種時候，協助他們**拿起筷子，可能就會開始用餐**。因為即使有物品的記憶障礙或失認，但身體還是會有記憶。

不過，當失用變嚴重時，會連如何使用筷子或湯匙都不曉得，就算協助他們拿起筷子，也無法靈活使用。這種時候，就必須提供能用手取食的餐點，或是提供用餐協助。

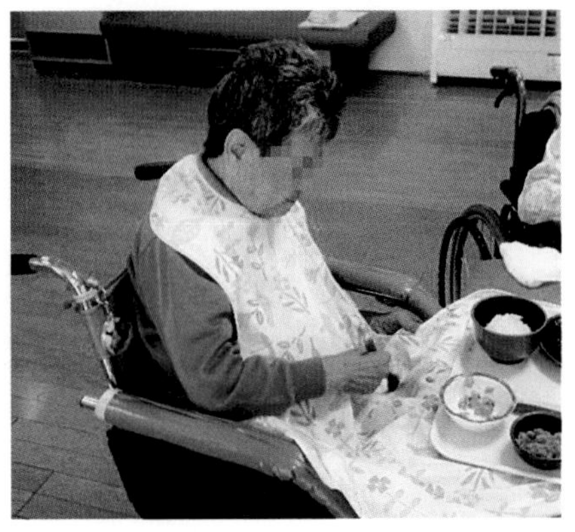

圖8 ｜ 因在意花紋而無法吃飯的患者

看起來是吃了一點，但因為更在意圍兜上的花紋，結果就完全停止了用餐。

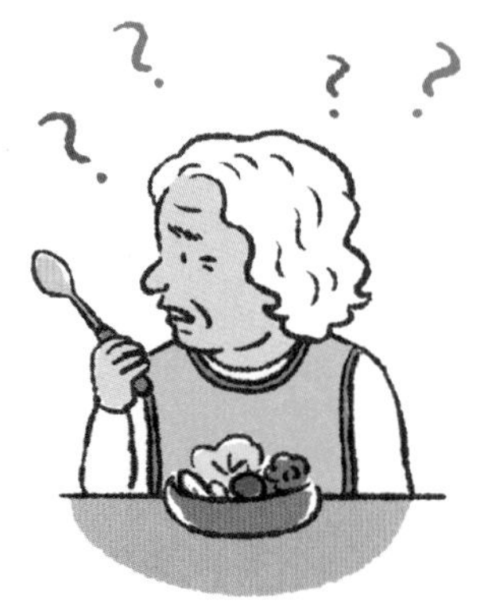

為忘記湯匙而困惑。不知道餐具的用法，就無法開始用餐。
有人把不是湯匙也不是叉子，以前從未看過的餐具擺在餐桌上時……，你或許也沒辦法開動，只能一直觀察周遭。阿茲海默型失智症患者的身上，這類的困惑天天都在發生。

● 嗜睡

嗜睡會有無法用餐，也沒注意到餐點的狀況（圖9）。阿茲海默型失智症因為會半夜醒來或有睡眠障礙，**有時會晝夜顛倒**。此外，為了改善睡眠障礙而使用的安眠藥效力太強、抗失智藥物（如Memantine）的副作用，還有因**服藥引發不良事件**（adverse event）[*11]，**進而導致嗜睡**的狀況也不少。

可以考慮的支援方法包括：調整生理時鐘，讓患者能在白天活動、晚上好好睡覺，或是重新檢視安眠藥等藥物的使用狀況。

＊11 除藥物副作用的影響外，如果藥物的主作用強烈，在高齡者身上也可能有不好的反應。包含副作用在內，這些因藥物造成的不良反應全都稱為「不良事件」。

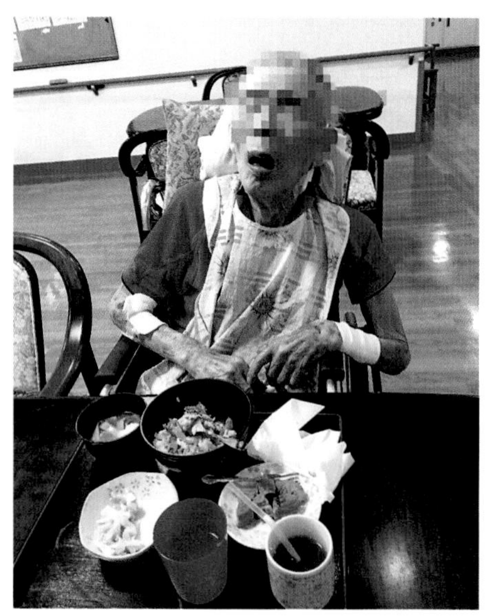

圖 9 ｜**嗜睡**

因為晝夜顛倒，所以在用餐時間睡著，無法用餐。必須調整生理時鐘，或是重新檢視安眠藥的用量。

②吃飯中途停止——明明還沒吃完

明明已經開始用餐，但有時卻突然吃到一半就停止不吃。這種情況的支援方法與「遲遲不開始用餐」有許多共同之處。可以多嘗試一些方法以找出對個別患者最適合的方式。

● **無法集中精神**

因為有注意力障礙問題，用餐時如果周圍吵雜，注意力容易被吸引而停止用餐。尤其在機構等處的用餐環境裡，如果周圍有人開始說話，或是吃完的人開始走動，環境就會變得吵雜，所以不妨嘗試替患者安排一個能夠集中注意力用餐的環境，例如用隔板讓患者看不到周圍等（圖10）。不過，對定向力障礙嚴重的患者，讓他能看到周圍用餐的人，幫助他認知到這是用餐的地方，有時反而比較好。因應方式需要視情況而定。

此外，雖然看似老掉牙，但「出聲提醒」也是有效的方法。因為患者的專注力無法持續，所以不要端上餐點後就丟下不管，不妨定時出聲提醒「還有沒吃完的唷！」「再多吃一點好嗎？」等。

● **嗜睡**

因為嗜睡，有時會在用餐中途停止進食。和無法開始用餐一樣，調整生理時鐘、重新檢視安眠藥等的投藥量等，是有效的方法。出聲提醒也很不錯。若營養攝取量還算充足，也可以考慮在中途就結束用餐，**在下次或下下次用餐時多吃一點，或是以點心補充等，靈活因應**。

● **疲勞**

阿茲海默型失智症惡化時，也會出現身體症狀，體力會漸漸喪失。因此有時**會覺得用餐很累，在用餐中途就停止進食**。此時如果**硬是要讓他們吃，誤嚥和窒息的風險就會變高**，所以必須謹慎處理。用餐前讓患者躺著休息一會，或是調整成即使少量也能有效攝取熱量的餐點等，也是有效的方式。

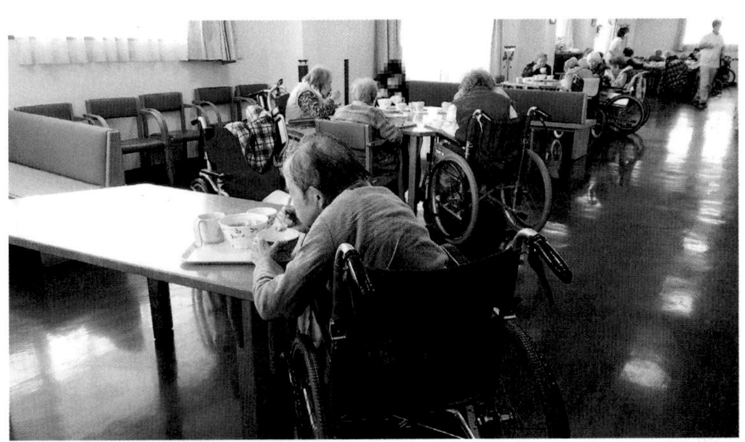

圖10 ｜ 一個人在遠處用餐的患者

如果視野裡有別人，注意力就會被吸走而不吃飯，所以讓這位患者一個人在稍微遠離其他人的地方用餐。
這樣能讓患者專注用餐，也不會發生中途停止用餐的狀況。
這不是在排擠他！

③完全不吃——不想吃？不餓？還是拒食？

「不吃」是阿茲海默型失智症患者經常發生的症狀。由於不吃飯這件事攸關預後，所以也容易引發家屬或照護者的不安。為了積極設法讓患者吃飯，結果因照護造成精神與身體上負擔的人也所在多有。

● 有牙科疾病

如果假牙不合、假牙會痛，僅只是這個原因就可能讓人完全不願意吃飯。如果能夠表達「因為假牙不合不方便吃」也還好，但阿茲海默型失智症患者，往往連這類的表達也很困難（圖11）。這種情況**最根本的解決方法是建議患者去牙科就診**。請專業人員檢查假牙是否適合、確認假牙是否會造成疼痛，若有必要就要調整假牙。

如果因為假牙疼痛所以「只拒絕固體食物」，可以考慮提供不用咀嚼的攪打食應急。或許有人擔心「只吃攪打食會不會忘了怎麼咀嚼？」，其實就算幾週或幾個月都吃攪打食，**也不會忘記如何咀嚼**（但也可能會有因疾病惡化出現咀嚼障礙的狀況）。不過，在假牙調整完成後請不要忘記回到原本的食物質地[*12]。

＊12 有時會遇到一些患者，明明已經調整過假牙，食物卻還是維持在調降質地等級後的水準……。

若因蛀牙或牙周病而有疼痛（圖12）或無法順利咬合的情況，有時也會演變成拒絕用餐。處理方式也一樣，先檢查口腔狀況，如果還是不知道原因，就要到牙科就診。

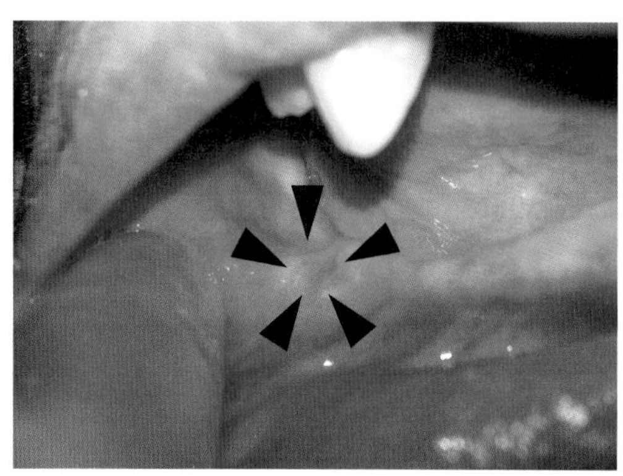

圖 11 ｜假牙底下的潰瘍（傷口）

有位患者某天開始就突然不吃飯，檢查他的口腔後發現，假牙底下（箭頭處）有一個潰瘍（傷口）。
調整假牙並在潰瘍痊癒後，就重新順利用餐了。
口腔內的傷口不易發覺，所以如果有懷疑，就建議去看牙科。

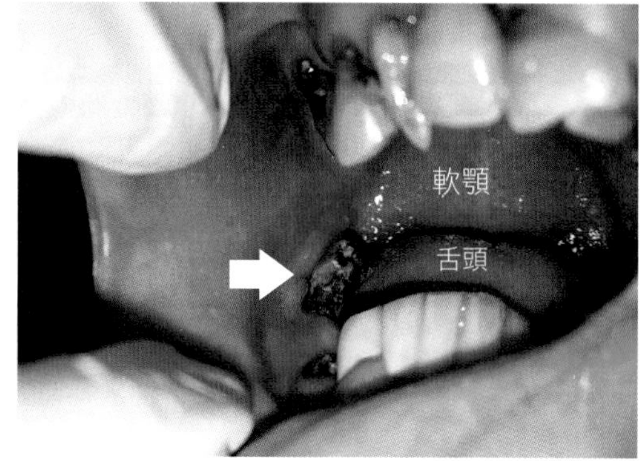

圖 12 ｜右下臼齒的蛀牙與牙周病

因爲用餐速度變慢，檢查口腔後發現右下臼齒（箭頭處）有嚴重的蛀牙和牙周病（雖然也有其他蛀牙）。
拔掉這顆牙齒後的第二天就能順利用餐了。
因臼齒的位置不易觀察，需留意定期進行檢查。

● 用餐環境改變

有些患者是一住院就不吃。從醫院工作人員的角度來看，因為不知道患者在家或機構裡平時的樣貌，所以會因為患者「不願意吃」而積極地「設法想讓他們吃點什麼」，但如果能確認患者之前在家或機構裡時是正常進食的，**暫時讓他們出院也是個不錯的方法**[*13]。不過，出院時要向進行居家訪視的醫師說明狀況、進行交接，如果出院後還是持續不進食，就要考慮再度住院或經管營養等，**確實建立起這類後援體制並事先說明是非常重要的**。

＊13 有很多患者，即使剛出院時還是不吃，但過幾天之後就會開始再度進食了。

專欄　失智症的進食支援從打造社區體系開始

想在住院期間解決「不吃」這個慢性症狀是非常困難的（因為有時住院也是不吃的原因之一……）。住院期間一旦想「設法做些什麼」時，站在醫院的立場就不得不採取「胃造口」的選項。讓進食支援不單只靠醫院解決，打造完善的居家醫療／照護體系，讓患者「不吃也可以出院」「在用鼻胃管攝取營養的狀況下也能夠出院」，交由社區醫療／照護體系接手處理，才是最理想的解決方案。

在醫院外有時也會發生只因換了機構、在機構裡換了樓層、換了照護人員等就不吃的狀況。但因為通常也無法回到原本的環境，所以不妨努力**儘量接近原本的環境**。有些患者甚至會因為電視的位置、餐桌的位置或椅子高度不同就拒絕進食。**環境的轉變不要太大，若患者願意接受新環境，過一陣子就會像以前一樣願意吃飯了**。

④絕食抗議？ 針對堅決「不吃」我們可以做的事

有些患者，沒有任何原因（或不知道原因），會突然拒絕由口進食（類拒食症狀）。會從某個時間點開始，用餐變得很花時間，雖然會吃個幾口，但吞一口就要花好幾分鐘，即使我們覺得「食量少到體重都變輕了，應該會肯吃東西了吧……？」但經常就是不吃。就算改善了前述「不吃」原因中常見的牙科疾病或用餐環境，患者還是不吃[*14]。堅決「不吃」的症狀，讓照護人員與家屬都不知如何是好。

＊14 不知道是因為阿茲海默型失智症引起的腦部萎縮對飽食中樞造成了影響，或是對用餐有強烈的負面印象……原因至今仍不清楚。

這種類拒食症狀，並沒有所謂「萬無一失必能解決！」的方法，但接下來要介紹幾個實際執行後有效的因應方式。

● **等待也是一種治療**

阿茲海默型失智症類拒食症狀的一大特徵就是，經常幾個月後就會改善。不吃的期間長短雖然因患者而異，但有時幾個月後拒絕的態度會突然開始軟化，又能夠再次進食。我們無從得知狀況之所以改善是因為就是想吃了呢？或是覺得餓了呢？還是已經沒有力氣拒絕了呢……，雖然不是每個案例都如此，但大多的患者就是又再度可以正常進食。

因此，**無論如何要撐過這段不吃的時期**。當然也可以使用進食照護的技巧，即使費時仍儘量讓患者由口進食（有時一餐要花上一、兩個鐘頭⋯⋯）。不規定用餐時間，只要有時間就讓患者吃些什麼也是一種作法。

當由口進食終究仍面臨極限時，有時也會選擇胃造口或鼻胃管等經管營養。但這種情況下重要的不是「只要有胃造口就算不由口進食也沒關係」，而是要**知道將來會再度進食，所以要持續進行吞嚥訓練或味覺刺激，以預防發生廢用**。如果能為此預作準備，再度開始進食時就能順利地轉換為由口進食*15。

遺憾的是，對某些患者而言，原本應該只是過渡期的經管營養卻成了必需品，且一直持續到死亡，這也是不爭的事實。有一定程度的活動能力，例如自己還能行走的患者，他們的拒食絕大多數都是暫時性的，但活動力衰退的患者，有些人就會在拒食的狀態下直接進入終末期*16。

● 用進食照護的技巧克服困難

阿茲海默型失智症吞嚥障礙的特點是「很少誤嚥」。並非完全不會誤嚥，但只要在姿勢和食物質地上做些調整，誤嚥和吸入性肺炎就能減少許多。有些技巧就是利用這個特點來協助由口進食。

其一是以半坐臥姿勢（reclining position）*17 用餐。患者活動力高時可能難以適用，但移動仰賴輪椅或是臥床時間較長的患者，**在床上或在可後傾的輪椅上以半坐臥姿勢用餐**也是不錯的方法（圖13）。因為重力能幫助食物後送至咽部，有時能讓進食更順利。如果舌根一直會上抬防止食物流進咽部，可用湯匙或手指等將舌根下壓，食物因重力流進咽部，就會引發吞嚥反射。

還有一種方法是**用可傾倒的進食輔具或針筒讓食物流進咽部**（圖14）。這個方法的原理

*15 阿茲海默型失智症患者因為「不吃」，「暫時性」地選擇經管營養並沒有錯。但請一定要以「或許能夠再度由口進食，或許可以不再需要經管營養」的角度來觀察可能的發展。

*16 要正確預測「哪個患者能再度進食，哪個不能」非常困難，有時候也只是在檢視病程之後的結果論而已，這是失智症在臨床上的困難之處。

*17 半坐臥姿勢並非對所有人都有效，不妨參考用餐時間或嗆咳的頻率等臨床上的觀察，來為每位患者進行個別調整。

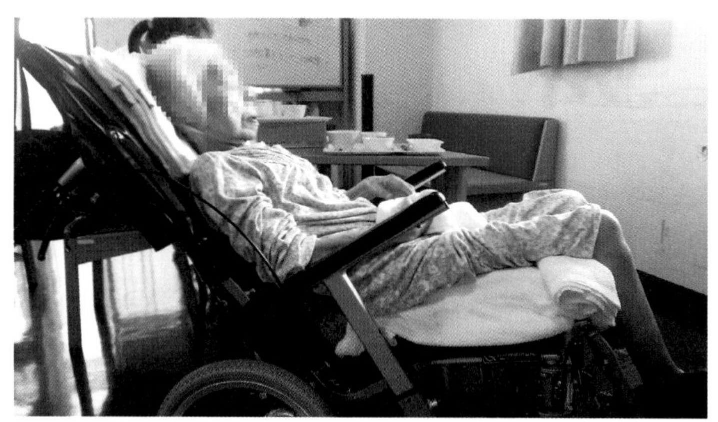

圖 13｜半坐臥姿勢

藉由重力輔助將食物從嘴巴後送至咽部，有時進食會因此變順利。
對食物會從嘴邊掉落的患者也有效。

也和採半坐臥姿勢相同，是在吞嚥反射仍然正常時可採用的協助方法。進行時若也稍微採半坐臥姿勢會更為順利。

上面兩種方法雖然略有強迫感，但這是為了渡過不吃時期必要的方法。要注意，食物流進咽部時若吞嚥反射啟動太慢容易導致誤嚥。清澈的液體流進咽部時速度很快，即使是阿茲海默型失智症的人也有可能發生誤嚥，所以**請增稠**後再進行[*18]。

＊18 雖然阿茲海默型失智症患者較少發生吞嚥反射延遲的情況，但若有合併中風等的患者，先以內視鏡或吞嚥攝影檢查確認吞嚥反射是否會延遲後再進行會更放心。

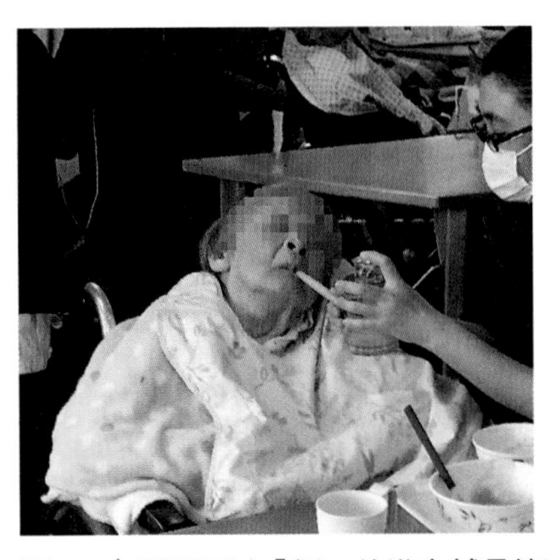
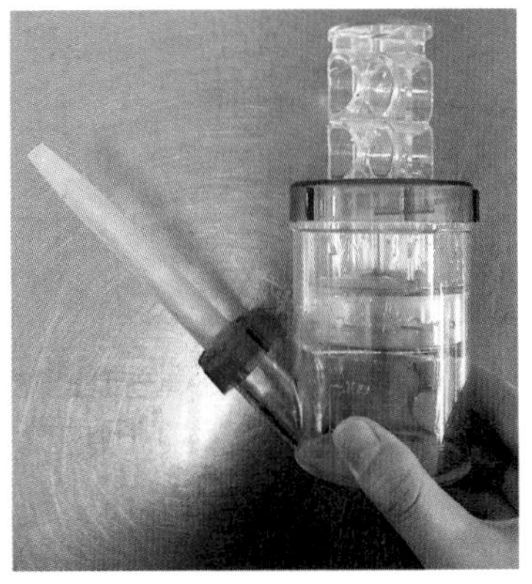

圖14 ｜**利用可以「倒」的進食輔具協助用餐**

右：「倒」的餐具〔斉藤工業（株）照護用餐具樂樂吞〕
無法順利把食物從嘴巴後送咽部的患者，可用「倒」的餐具，直接讓食物流進咽部，也是不錯的方法。
不過，當咽部的吞嚥反射太慢時，就會引發誤嚥，前提是反射必須良好。

⑤缺乏食欲——食量減少、體重減輕等

阿茲海默型失智症在疾病初期，有時會有食欲亢進的狀況[4)]。之前也曾提及，因為記憶障礙的影響，有時也會忘記已經吃過飯又再吃一次。固然會有伙食費增加、準備和收拾很辛苦等問題，但只要不危害健康，**不特別追究吃太多這件事也是一種處理方式**。比起吃太多，在臨床上比較會引發問題的是由口進食的量減少及缺乏食欲。因為部分症狀和因應方法與前文有些重複，所以這裡是把重點放在食欲上，一起瞭解影響食欲的原因與支援方法。

● 嗅覺衰退的影響

根據近年的研究指出，**阿茲海默型失智症的高齡者嗅覺都有顯著衰退**的現象[5)]。雖然不是每個人都會發生，但據觀察有六至七成都出現了嗅覺衰退。不難想像這很可能會成為缺乏食欲的原因。在國外有研究報告指出，嗅覺衰退會導致缺乏食欲[6)]。

可以用提供風味多元、**重口味的餐點**[*19]來處理。用鹽或糖加重餐點的口味可能會讓腎臟疾病或糖尿病更為惡化，所以不妨花些工夫，如善用花椒、辛香料或醋等增添風味。向營養師請教更多烹調技巧也是不錯的方法。

＊19 我們覺得「因為原味，所以美味」的食物，阿茲海默型失智症患者可能會覺得「味道很淡不好吃」。

● 口味改變

阿茲海默型失智症患者的口味有時會偏甜[7)]。我也遇過很多患者雖然不怎麼願意吃飯，但只要是甜點心就會吃。因為只吃甜點心營養會失衡，所以有些家屬會「希望他們也吃不甜的食物」，但千萬不要忘記患者罹患的是「失智症」。**因失智症導致的口味改變是無法cure（治療）的**。想說服他們「吃不喜歡的食物」，並讓他們吃進去，對失智症患者而言非常困難。所以也不妨轉換一下想法，**如果無法治療，就思考該如何care（支援）**。如果無法治癒，那就只思考符合他們口味的支援即可。

喜歡的食物就吃得下 CASE STUDY

有一位92歲的男性阿茲海默型失智症患者，幾乎已經完全不吃機構裡的餐點。我聽家屬說「他以前很喜歡吃拉麵……」於是提供他泡麵……沒想到只花十分鐘就全部吃光了。雖然泡麵的營養稍嫌不均衡，但因為我們更重視能夠攝入的熱量，所以還是把這位患者的主食改成泡麵。

當時在場營養師臉上複雜的表情，我永遠不會忘記。

既簡便又能均衡補充營養的方法之一是使用**腸道營養品**[*20]（圖15）。雖然有些腸道營養品沒有醫師處方箋無法購買，但市面上也有販售許多無需處方箋就能購買的產品。把這種營養品當點心喝，或是用來替代做麵包粥[1]時使用的牛奶，增加熱量且改善營養均衡等的效果值得期待。

*20 腸道營養品主要是用在需要胃造口等經管營養的患者身上，但也有一些可以直接由口攝取的產品。市面上也有販售配合不同病症，或為了補充特定營養素而開發的產品。很幸運（？）的是，這些營養品的口味都以甜的為主，甚至很多對我們來說都覺得「太甜」，但對阿茲海默型失智症患者而言，似乎是覺得「好吃，甜度剛剛好」。

● 身體狀況不佳——任何疾病都能成為缺乏食欲的原因

如果因疾病使得身體狀況不佳，自然就可能會缺乏食欲。如果患者曾表達不適，就能尋找原因並且處理，但如果對象是失智症患者，狀況就可能不同了。他們可能無法表達自己身體不適，只表現出不高興的樣子，或是不吃飯、看起來像缺乏食欲。**請仔細觀察**他們日常生命徵象的變化、食量或排便狀況等，**才能發現他們是否身體狀況不佳**。

單只從我的經驗觀察，就有不少患者曾因各式各樣疾病而食欲不振。例如有因輕微口內炎而進食量減少的患者（圖16），因便秘而食欲不振但浣腸後食欲又恢復的患者，因貧血嚴重無法進食的患者，不願進食經調查後發現原來是大腸癌的患者等等。

譯註1. 麵包粥是把去邊的吐司切成小塊，加入牛奶後煮軟成粥狀，在日本是提供給吞嚥困難患者的菜色之一，也適合高齡者或嬰幼兒食用。

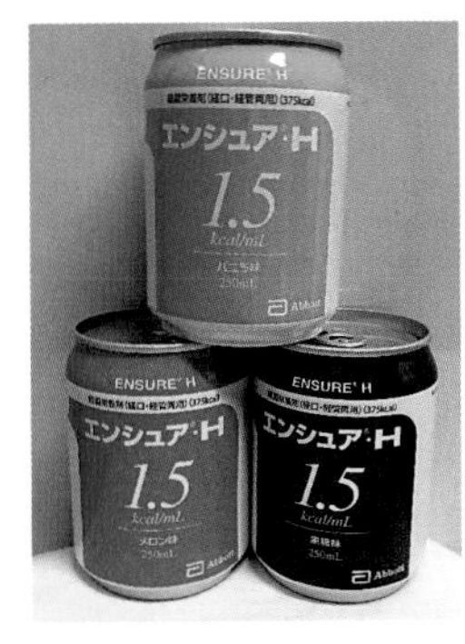
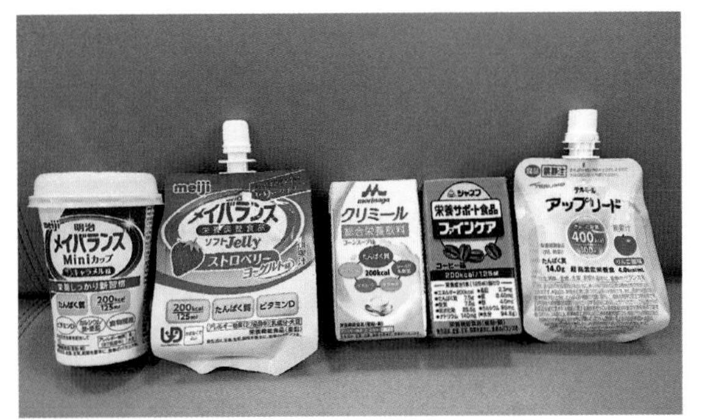

圖 15 ｜各式各樣的腸道營養品

左：需要處方箋的營養品　右：食品級（不需要處方箋）的營養品
這些並非全部。除此之外還有許多不同口味、成分和形狀的營養品。

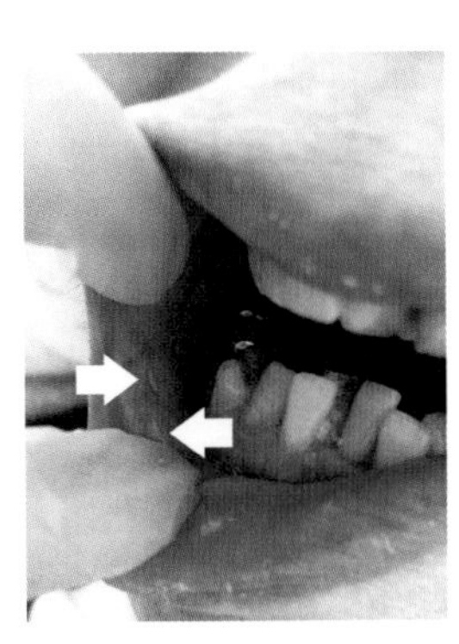

圖 16 ｜口內炎

雖然只是輕微的口內炎（箭頭處），但進食量因此減少了許多。

● 自然的發展

接下來，我要介紹一個由我負責的居家患者的故事。

能夠接受的缺乏食欲　CASE STUDY

有位患者家屬表示：「最近食量減少了，有缺乏食欲的現象，想請醫師診斷看看」，於是我前往患者入住的機構進行診療。患者是一位因阿茲海默型失智症而臥床的 92 歲男性，身高 158 公分、體重 48 公斤。觀察他的用餐情形後發現，患者能在協助下進食，用餐的速度雖然緩慢，但機構提供的餐點都能夠吃完八成左右，據說有時還能全部吃完。因為一直到半年前都能全部吃完，後來才偶爾只能吃到八成，所以想知道原因。

另一位患者家屬則表示「這半年有體重減輕，希望醫師看看」，於是我前往患者的家中。這位患者同樣是因阿茲海默型失智症幾乎都臥床的 94 歲女性，身高 142 公分，但這半年來體重掉了 2 公斤，所以安排了營養師進行營養諮詢，包括增加攝取的熱量與營養輔助食品等。這位患者雖然掉了 2 公斤，但身體並沒有變差，我問了她的體重，據說變成 38 公斤了。

看了這兩位個案的病程，會不會覺得有地方難以理解，或該說是不是有哪裡覺得怪怪的？他們的食量或許的確減少了，體重也確實有減輕，家人的擔憂也不是不能理解。然而，**阿茲海默型失智症就是一種食欲會逐漸衰退，體重也會漸漸減輕的疾病**[*21 8)]。再加上老化的因素，這兩個個案的病程發展都是很自然，也都是可以容忍的狀態。

營養很重要，若能避免肌少症（sarcopenia）[*22]、衰弱症（frailty）[*23]當然還是必須避免，但太過重視營養的風潮也帶來「過度負面解讀營養不良或體重減少」的風險。在面對阿茲海默型失智症患者時，的確必須盡力對應極端地缺乏食欲或體重減少，但也要再度認識**食欲慢慢衰退、患者愈來愈瘦是很自然的發展**。

＊21 變瘦及食欲衰退的機轉一般認為是因為消化吸收變差等，但詳細原因至今不明。

＊22 肌少症是指肌肉量因老化或疾病減少，導致肌力衰退的狀況。

＊23 在日本厚生勞動省研究小組的報告中，衰弱症的定義是「隨著老化，身心活力衰退，又同時有好幾種慢性疾病存在等的影響，導致生活機能出現障礙，身心狀態脆弱；但是是有可能可以透過適當的介入、支援，維持、提升生活機能的狀況」。

＊　＊　＊

阿茲海默型失智症關於吞嚥與進食的主要症狀是進食行為障礙。因為不吃的原因各種各樣，所以並沒有「只要知道XX就能因應一切狀況」的方法。嘗試瞭解更多的對應方法並多方嘗試，會是比較理想的作法。

但也有患者的狀況一直無法改善。這種情況下經管營養或臨終護理就會成為選項之一。不過，**在考慮經管營養或臨終護理時，最重要的就是確認是否「已經用盡所有的手段或方法」，這樣才能真正做到由口進食**。若明明還有其他可嘗試的方法，卻建議進行經管營養或臨終護理，這無疑是醫療、照護相關人員的怠慢，也會讓家屬徒留悔恨與遺憾。為此，讓我們一起學習更多不同的應對方法吧。

2）針對吞嚥功能障礙

吞嚥障礙的症狀當中最令人擔憂的大概就是誤嚥（唾液或食物進入氣管）吧。但**阿茲海默型失智症其實是「較少發生誤嚥」的失智症**[3)]。一般大家的印象是「只要一臥床，臉上漸漸失去表情，身體也變得僵硬後，就會發生誤嚥」。但我也遇過不少患者，即使處於這樣的狀態，只要將飲料和食物增稠，也都能順利吞嚥不會發生誤嚥。只要處於還能維持坐姿、還能與人對話的狀態，雖然偶爾會因為錯失正確的吞嚥時間點而引發誤嚥，但鮮少會引發像吸入性肺炎般嚴重的誤嚥。

①禁止由口進食的「失智症」患者

阿茲海默型失智症較少發生誤嚥的知識，在推動失智症的進食支援上是非常有助益的。

「高齡失智症患者＝誤嚥」的誤解

CASE STUDY

我負責的患者中有一位88歲的「失智症」女性。兩年前因為吸入性肺炎裝了胃造口，被醫師禁止由口進食。但家屬還是詢問：「真的一口都不能吃嗎？」，於是我進行居家訪視。到患者家中後第一眼的印象是：雖然待在床上，但臉上還算是有表情，似乎對於我的到訪感到困惑，東張西望、一副心神不寧的樣子。能夠簡單寒暄，且據說有時還能坐輪椅外出。於是我腦海中不禁亮起了「？」（問號）……。

從主治醫師開來的轉診單上寫了「失智症」的病名，但沒有寫明失智症的病因。我從第一印象推測患者是阿茲海默型，所以詢問了家屬更多的細節。在提出「症狀是從健忘開始嗎？」「能夠說出現在的季節或日期嗎？」「能夠正確使用筷子嗎？」等問題後得知，失智症的症狀是從記憶障礙開始，似乎也有定向力障礙、失用等，與阿茲海默型失智的症狀一致。由於路易氏體型失智症較常發生誤嚥（後述），為了確認是不是也可能是路易氏體型失智，所以也詢問了家屬「坐著時姿勢會歪斜嗎？」「是否有時很有精神、有時卻無精打采？」「有沒有提過有幻覺？」「會說夢話嗎？」等路易氏體型的特徵，但家屬的回答都是「完全沒有」。

當然也有可能是有失智症以外的神經退化疾病未被診斷出來，也有可能是腦血管型失智症，所以還是不能大意。但看起來也沒有令人懷疑是這些疾病的觀察結果。這麼一來，最有可能的還是阿茲海默型失智症。而且，喉嚨和胸部都沒有咕嚕咕嚕的濕濡聲，據說也還能吞口水。讓我覺得「這位患者看起來像是阿茲海默型失智症，或許能夠正常進食不會誤嚥……？」。

家屬準備了布丁，我決定告訴家屬：「我覺得她能吃，請給她吃一口試試」，然後讓患者吞……，布丁放進嘴裡沒幾秒鐘患者就咕嚕一聲吞了下去，還說「好吃！」能夠順利進食，也完全沒有嗆咳的狀況。

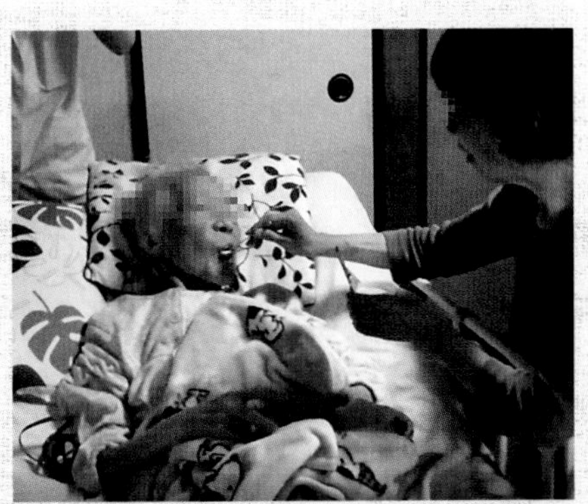

雖然長達兩年完全沒有由口進食，但卻能在沒有嗆咳的狀況下吃布丁。

之後為了慎重起見，也進行了內視鏡檢查，證實確實沒有誤嚥，並根據檢查結果逐步增加由口進食量後，也都沒有引發肺炎，最後能夠完全做到全部由口進食。

回頭檢視這位患者的病史，不免覺得兩年前被診斷為吸入性肺炎會不會根本是搞錯了。詳細詢問家屬後發現，患者用餐時沒有嗆咳，在因肺炎住院的前幾天開始就有類似感冒的症狀。因為持續近40℃高燒所以住院檢查，Ｘ光影像上顯示為肺炎。結果因為「高齡又有『失智症』，或許有可能是吸入性肺炎」，於是進行了吞嚥攝影檢查。結果發現吞嚥反射緩慢、吞嚥後還有許多食物殘留在喉嚨，因此判斷「此次肺炎懷疑是吸入性肺炎，加上患者有『失智症』，所以由口進食很危險」，最終裝設了胃造口。從家屬口中聽到這些事差點就想抱怨當初因肺炎收治住院的醫院，「為近40℃高燒的肺炎高齡者進行檢查，反射變慢、殘留物增加也是理所當然吧……」但我並沒有把話說出口。

前述都是我從家屬口中聽來的，當然多少都摻雜了家屬的主觀感受。雖然也只是我的推測，但從病史來看，有個想法一直揮之不去。我心想，這位患者不幸罹患了不是吸入性的肺炎，而診斷醫師是不是因為「患者是高齡失智症患者」，因此就診斷為「吸入性肺炎」呢？如果這位醫師不把失智症都概括成同一種病，而能思考造成失智的病因再進行問診，並知道阿茲海默型失智症其實較少發生誤嚥的話……，這位患者或許就不會被禁止由口進食兩年，也無需裝設胃造口了。

②阿茲海默型失智症終末期的誤嚥

阿茲海默型失智症雖然是較少發生誤嚥的失智症，但進入臥床階段後，吞嚥功能就會逐漸衰退，一開始只有水份的誤嚥比較明顯，但隨著疾病惡化，後來連凍狀食或糊狀食都會誤嚥[9)]。

患者當中，也有因為廢用或藥物而導致吞嚥功能衰退的案例。因廢用或藥物導致的功能衰退，有可能透過訓練或變更藥物獲得改善，可以先從這個部分嘗試（從變更藥物著手的改善法參照第4篇p.109～）。如果仍然無法明顯改善仍會發生誤嚥，才能推測是由阿茲海默型失智症導致的「無法改善」的吞嚥障礙。醫療、照護人員也要能清楚理解，有些吞嚥障礙、誤嚥是再怎麼努力也不會改善的。

對無法改善的吞嚥障礙，最有效的作法是從改變飲食下手。從進食支援的角度出發，透過在食物質地或飲食內容提供上進行調整，就算無法改善患者的功能，至少可以減輕誤嚥發生。請參考第3篇（p.83～）提供防止誤嚥的進食支援。

如果在採取進食支援之後還是會發生誤嚥，陷入反覆發生肺炎的狀態時，就需要以終末期的方式因應了（參照第5篇p.125～）。

4　阿茲海默型失智症由口進食功能的變化

針對阿茲海默型失智症的進食支援，前文中已說明了相關的症狀與因應方法，這些症狀有些在疾病初期經常觀察得到，有些則是要惡化到某種程度後才會出現。因為阿茲海默型失智症是進行性的，所以重要的是，隨著疾病進行，要能一邊預想「這個症狀應該差不多要出現了吧？」「這個症狀差不多該穩定下來了吧？」一邊預想一邊進行照護。如果我們能想像這個過程，就能預測疾病發展，有助於減輕不安與心理負擔。此外，也可以事先做好照護準備或心理規劃。

雖然並無法一體適用，但下面將概述隨著阿茲海默型失智症進程由口進食功能的變化。

①初期

一般以核心症狀為主，即使觀察得到周邊症狀也都還屬於輕度（也有極少數先出現周邊症狀的案例）。阿茲海默型失智症初期會觀察到偏食或食欲改變等進食行為障礙。部分患者身上會出現口味變得偏甜、不覺得餓、飲食過量等症狀。再惡化一些後，就有可能會看到阿茲海默型失智症最知名的症狀——因為記憶障礙而忘記已經吃過飯、才剛吃完就又問「怎麼還不開飯？」等。

此階段幾乎沒有身體機能的障礙，不會有與吞嚥相關的疾病造成的誤嚥。也就是說，發病初期只有與環境相關的障礙（進食行為障礙）。

②中期

阿茲海默型失智症是退化性失智症（degenerative dementias），所以隨著病程發展，腦部也會逐漸萎縮。因此記憶、定向力、視覺空間認知等也會惡化，會出現失用和失認，因此在進食上會出現無法開始用餐、不會使用餐具或筷子、用手取食、被餐具花紋吸引、吃別人的餐點、異食癖等的進食行為障礙。

這些症狀可以透過適當的飲食情境規畫而減輕。一開始可出聲提醒、協助患者拿起餐具、選擇沒有花紋的餐具、提供能夠集中精神的情境等，藉由間接協助的方式經常都能減緩症狀，但隨著病情惡化，雖然還是能自己用餐，但食物掉落的狀況也會增加。若更為惡化，就會需要由照護者協助餵食等的直接協助。

這個階段還有一個較大的特徵是部分患者身上會觀察到「不吃」「一直不吞」「嘴巴不張開」等類拒食的症狀。當類拒食症狀出現時，會非常需要協助用餐，而且有時還會體重減輕，所以照護者的壓力會變得非常大。但重點是類拒食症狀都是暫時性的（期間約為1-6個月左右，會因患者而異），照護時要有患者之後可能會再度進食的心理準備。如果覺得類拒食症狀會持續好幾年，照護者可能會很疲倦，但如果覺得幾個月後可能恢復，或許就比較可以克服。類拒食症狀發生時有時也可能會選擇各種經管營養，但不要因為選擇了經管營養就放棄由口進食，要期待能夠再次開始進食，並以此為前提提供支援與協助。

進入中期之後偶爾會觀察到誤嚥，但**會導致吸入性肺炎的嚴重誤嚥鮮少發生**。這與從中期開始就會發生嚴重誤嚥的路易氏體型失智症與腦血管型失智症特徵大不相同。

③末期

進入末期後腦部萎縮會更嚴重，是幾乎臥床、需要完全協助的狀態。這個階段偏食或過食的症狀會消失，也因為身體機能衰退，慢慢就開始無法自己進食。隨著身體機能衰退，吞嚥功能也開始出現障礙，因此**會開始觀察到無法形成食團、難以後送、誤嚥、窒息等狀況**。

意識狀態變差和嗜睡等症狀的發生頻率也會增加，有時還會發生日常生活作息混亂的狀況，因此對飲食攝取量的影響也會變大。**病情更為惡化時，由口進食的量會極端減少，開始出現嚴重的誤嚥**。此時，就需要包含臨終護理在內的終末期對應方式。

＊　　＊　　＊

是否多少能夠想像從飲食角度來看的阿茲海默型失智症特徵了呢？也有些人認為「失智症的照護與致病因素無關。只需要好好觀察當事人的狀況」，我並不否定這類想法，畢竟照護的本質就是「個別化因應」。

不過，**若能事先掌握阿茲海默型失智症的特徵，在擬定照護方針時，起跑點就會不同**。如果只籠統認定是「失智症」，釐清方針時就比較不著邊際，必須從最廣泛的範圍開始再不斷縮小，但若能掌握這是「阿茲海默型失智症」，就能聚焦在範圍明確的特徵上。再加上若能「個別化因應」，自然就能順利訂立出照護方針。此外，在為日常個別的照護需求而迷惑時，只要想到不同類型的特徵，有時就能浮現不同的因應方案。**「個別化因應」與「依疾病類型照護」並不相違背，而是互補的**。能夠同時靈活運用這兩個角度的醫療、照護人員，相信會成為患者的最佳夥伴。

參考文獻

1）小阪憲司．“レビー小体型認知症は三大認知症の１つ”．知っていますか？レビー小体型認知症．大阪，メディカ出版，2009，14-5．

2）伊苅弘之．序章 間違ったケアをしていませんか？ 原因疾患・重症度別ケアが必要な理由．実践！タイプ別重症度別認知症ケア．名古屋，日総研，7-11，2011．

3）平野浩彦．⑤認知症の摂食嚥下障害．Modern Physician．35（12），2015，1412-6．

4）品川俊一郎．認知症の食行動．老年精神医学雑誌．20（7），2009，744-9．

5）Murphy, C. Nutrition and Chemosensory perception in the elderly. Clinical Reviews in Food Science and Nutrition. 33（1）, 1993, 3-15.

6）Easterling, CS. et al. Dementia and Dysphagia. Geriatric Nursing. 29（4）, 2008, 275-85.

7）Mungas, D. et al. Dietary preference for sweet foods in patients with Dementia. Journal of the American Geriatrics Society. 38, 1990, 999-1007.

8）Guyonnet, S. et al. Factors associated with weight loss in Alzheimer's disease. J Nutr Health Aging. 2（2）, 1998, 107-9.

9）野原幹司．認知症に対する摂食・嚥下リハビリテーション．MB Med Reha．136，2011，63-7．

第2章 路易氏體型失智症 ● 會「誤嚥」的失智症

路易氏體型失智症與阿茲海默型失智症相同都是退化性失智症，是因為腦部神經細胞中出現路易氏體（Lewy bodies）[*1]，導致神經細胞逐漸退化、減少的進行性失智症。全世界最早提出路易氏體型失智症的是日本人小阪憲司醫師[1)]，相信也有很多人聽說過路易氏體型失智症是「日本人發現的失智症」的說法。

路易氏體型失智症患者給人的印象是，**動作緩慢、眼神呆滯、總是在發呆**。在這一點上，與坐立難安、東張西望的阿茲海默型失智症給人的第一印象大不相同[*2]。

較早出現身體症狀這一點，也是與阿茲海默型失智症很大的差別之一。在比較早期就會觀察到步行困難、難以採取坐姿、容易誤嚥等症狀[2)]。從進食支援的觀點來看，**「容易誤嚥」**這一點是與阿茲海默型失智症不同的主要特徵，因此在臨床上鑑別兩者的差異非常重要。若把路易氏體型失智症患者當成阿茲海默型來照顧，就會不小心讓患者誤嚥或感染肺炎等，引發意想不到的問題。相反地，若把阿茲海默型失智症患者當成路易氏體型來照顧，又可能會因為太過擔憂誤嚥，而過度限制飲食[*3]。

一般容易以為路易氏體型失智症患者的人數並不多，但路易氏體型失智症的患者人數僅次於阿茲海默型失智症，推算在日本有90萬人以上，占全體失智症的比例約為20%（圖1）[3)]，也有報告指出患者人數比腦血管型失智症還多。

但日本2013年厚生勞動省研究小組調查認為，被診斷為路易氏體型失智症的病例約占全體失智症的4.3%。4.3%這個數字與前述的20%相差懸殊，原因在於包括醫師在內，具備路易氏體型失智症相關知識的醫療從業人員仍屬少數，所以推測日本厚生勞動省的調查可能低估了這個數值。由於對路易氏體型失智症的瞭解仍不夠充分，患者人數比到目前為止所認為的要多得多，在臨床上遇到的機會也很多[*4]。

＊1 路易氏體主要是由α-突觸核蛋白（α-synuclein）所形成的微小物質。

＊2 習慣接觸失智症患者後，就愈來愈能從第一眼的印象辨別出是「比較像阿茲海默型」，還是「比較像路易氏體型」（當然並非100%正確…）。

＊3 在臨床上，也有可能遇到合併中風，或是阿茲海默型合併路易氏體型的患者，並沒有那麼單純，但盡可能做出判別，有助於提供適當的照護。

＊4 與路易氏體型失智症的疾病狀態類似的，還有一種「伴隨著失智症的帕金森氏症」，近年來的主流觀點認為這兩者是相同的疾病。但因為發作初期的症狀大不相同，所以主張兩者是不同疾病的觀點依舊存在，但本書中不特別區別兩者，都記載成「路易氏體型失智症」。

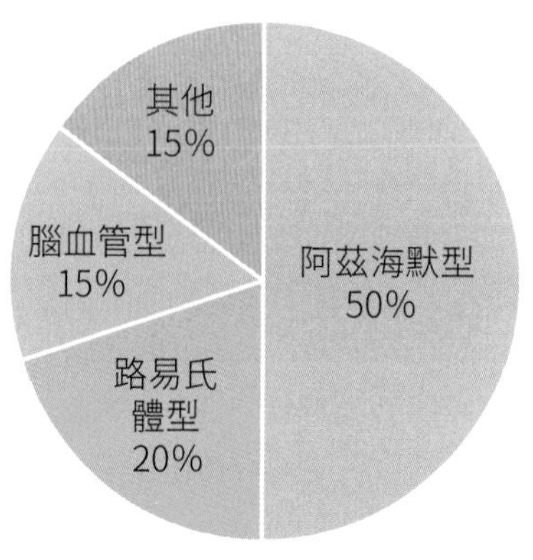

圖1 | 不同原因造成的失智症比例[3]

路易氏體型失智症是第二多的失智症（有各種說法）。

1 路易氏體型失智症的核心特徵

路易氏體型的核心特徵相當於阿茲海默型失智症的核心症狀。核心特徵有四項，包括了①認知功能波動、②生動的視幻覺（visual hallucination）、③帕金森氏症候群（Parkinsonism）、④快速動眼期睡眠行為障礙，只要符合其中兩項就是「幾乎確定」，符合一項則會判斷為「疑似」（圖2）。

①認知功能波動

路易氏體型失智症的認知功能會在一段時間中有明顯的波動，可能是幾小時至幾天，也可能長達幾個月。當認知功能良好時，記憶或注意力障礙是極為輕度的，給人的印象與發病前並沒有太大的不同，但差的時候連對話也有困難，總是發呆、動作也會變遲鈍（圖3）。這個狀況會讓照護者誤以為「只要願意試就能做到」，這一點甚至可能成為讓照顧品質惡化的原因。照護者要先有瞭解，路易氏體型失智症患者的**認知功能是會波動的**，即「有時狀態好，有時狀態差」「有時能對話，有時不行」等。

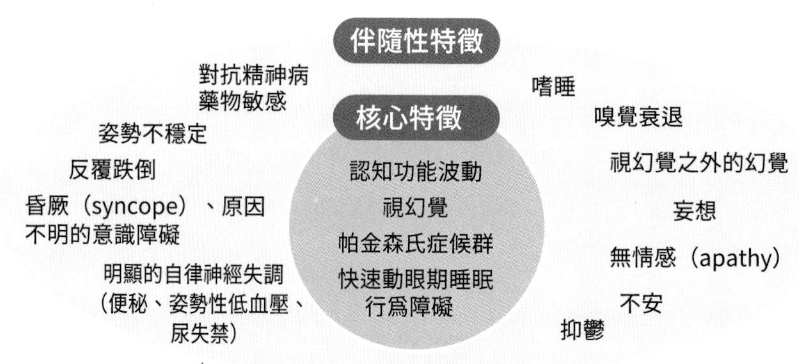

圖2 | 路易氏體型失智症的核心特徵與伴隨性特徵

核心特徵是指據以診斷爲路易氏體型失智症的症狀。
伴隨性特徵則與阿茲海默型失智症的周邊症狀有些許不同，是指與核心特徵並無太大因果關係，卻能經常觀察得到的症狀。

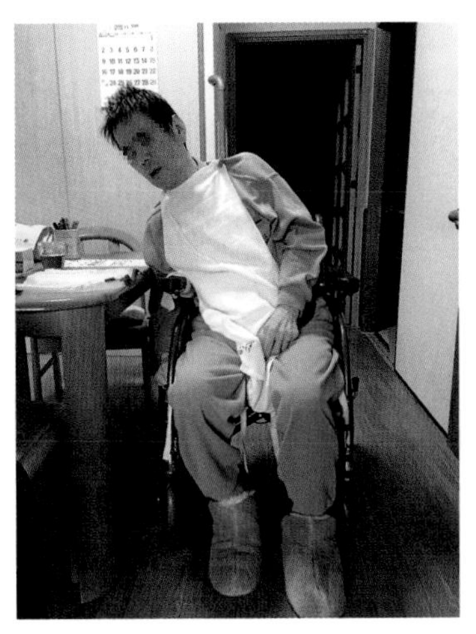
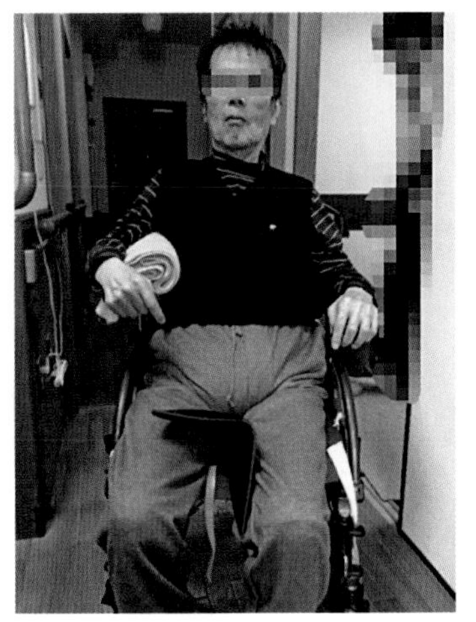

圖 3 ｜認知功能會波動

左：認知功能差時，不僅會一直發呆，體幹也會傾斜。
右：認知功能正常時，不只不會體幹傾斜，甚至還能對話。

由於認知功能波動也會影響進食，所以有時能毫無問題地完成用餐，但有時卻又非常花時間。吞嚥功能也會受影響，所以有時會聽到家屬說「上次吃飯時有嗆，但這次卻完全沒有」。

②生動的視幻覺

視幻覺是路易氏體型失智症最明顯的特徵。患者不會只是模模糊糊地看到什麼，**典型的症狀是會出現清楚的人、動物或蟲的視幻覺，且經常帶有顏色，但卻不伴有聲音**（聽幻覺，auditory hallucination）[*5]。具體而言，會是類似「電視旁有個穿著紅衣的小女孩來玩，但她什麼也沒說一直很安靜」「一到傍晚就有個身穿黑衣的男人從高高的地方俯視躺在床上睡覺的我」「準備吃飯時有隻蛾停在餐具上。我伸手揮趕它，雖然消失了一會，但又馬上停在餐具上」這種說法，就像真的看到了什麼一樣。有些患者有時還會對視幻覺採取實際行動。

＊5 路易氏體型失智症的患者，大腦枕葉（Occipital lobe，圖 4）部位的血流受阻。由於枕葉是與視覺相關的部位，所以一般認為如果枕葉受損，視幻覺就會增加。

專欄　座敷童子

日本有個「座敷童子」[1]的傳說，說家中會寄居小孩模樣的靈體或妖怪，但也有研究指出座敷童子傳說的起源，可能與路易氏體型失智症患者看到的（以為看到的）視幻覺有關[4)]。

譯註1. 日語「座敷」是指一般住宅裡採光或通風最好的和室，原本是指在日本住宅中用來招待客人或舉辦宴會的房間。

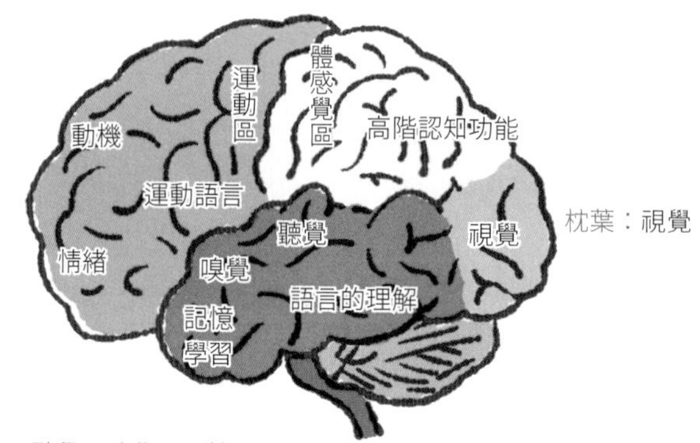

圖 4 ｜腦部功能分區

腦部每個部位都肩負不一樣的功能。
路易氏體型失智症是掌管視覺的枕葉功能受損。

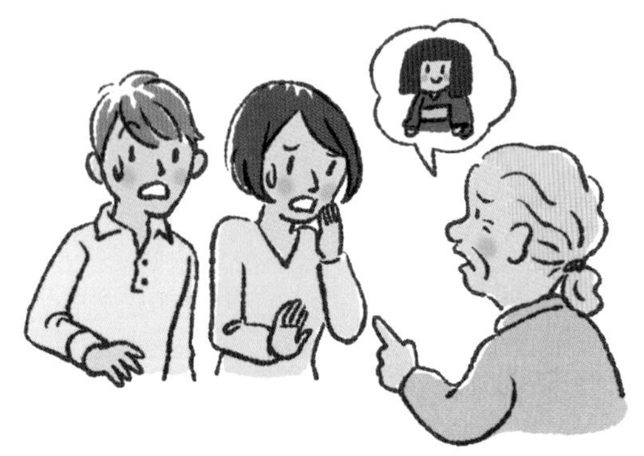

因爲會看到清楚的「幻覺」，所以家屬聽到這些話，有時會覺得不可思議，或是覺得毛骨悚然。

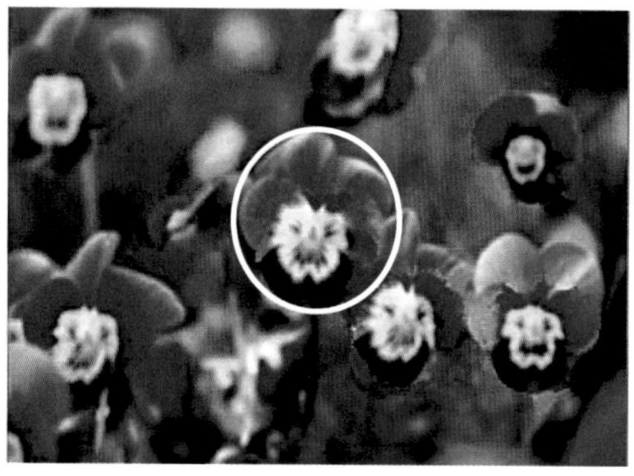

圖 5 ｜視覺錯覺測驗

路易氏體型失智症患者看到這張照片上的花，會回答是「人」或「狗」。
Uchiyama. M. et. al. Pareidolias: complex visual illusions in dementia with Lewy bodies. Brain. 135(8). 2012, 2458-69.

圖5是有名的視覺錯覺測驗照片[5)]。照片拍的是花，但如果問路易氏體型失智症患者照片上是什麼，他們會回答是「人」或「狗」。在他們眼裡，被圓形圍起來的地方，看起來就像人或狗的臉。不過，大家也可能會覺得「這麼一說，看起來的確有點像臉……」對吧？當有類似這種看起來有點像臉的圖像出現時，在誘導下就會出現視幻覺。因此，在完全沒有任何東西的地方不會出現視幻覺，而是**有容易混淆的東西時才會出現**，這也是路易氏體型失智症常見的一個特徵。

當懷疑是路易氏體型失智症時，如果手邊有類似這種能夠誘發視幻覺的照片，會是不錯的判斷工具，但有時不會那麼湊巧剛好身邊就有。還有，當失智症惡化時，有時甚至連看起來像什麼這個問題都回答不出來。這種時候不妨詢問一起生活的家屬，「患者是否曾表示看到生動的幻覺？」這會是釐清是否有路易氏體型失智症的一大線索。

③帕金森氏症候群

路易氏體型失智症與帕金森氏症（Parkinson's disease, PD）這兩種疾病同樣都是因為腦細胞中路易氏體不正常沈積所引起的，所以有時也會一起被概括成是路易氏體疾病。兩者的差異只在於路易氏體沈積的地方不同，所以症狀不同，但根本上被視為是相同的疾病*6。因此，兩者也會觀察到相同的症狀，其中之一就是帕金森氏症候群。

帕金森氏症候群是錐體外症候群（extrapyramidal syndrome, EPS）*7之一，是帕金森氏症常見的症狀，因腦中的神經傳導物質多巴胺（dopamine）減少，導致產生靜止時手腳顫抖（震顫，tremor）、動作小且緩慢（運動遲緩，bradykinesia）、被動移動手腳時有阻力（僵直，rigidity）、身體快失衡時無法站穩（姿勢平衡障礙，postural instability）等症狀（圖6）。

*6 這兩種疾病連路易氏體沈積的地方都無法嚴密地區分。也有意見認為，這兩種疾病是無法劃分界限的腦部退化疾病。

*7 是與大腦基底核相關的問題引發的運動症狀。有時甚至會以錐體外症候群≒帕金森氏症候群的說法來表達。

基本上，這兩種疾病都會觀察到帕金森氏症候群，但路易氏體型失智症的特徵是靜止時的震顫較少，姿勢平衡障礙、運動遲緩和僵直等症狀較多。

高齡失智症患者中，有些患者明明沒有偏癱，但一坐到椅子上身體卻會向左右偏斜（圖7）。這個症狀也是帕金森氏症候群之一，並不是所有出現這些症狀的患者都罹患路易氏體型失智症，但一般認為其中有包括部分路易氏體型失智症的患者。歪斜的姿勢不利於由口進食。

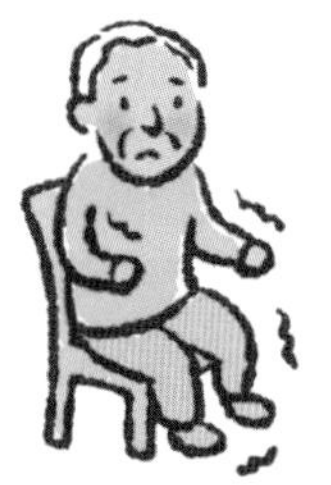
顫抖
（震顫）

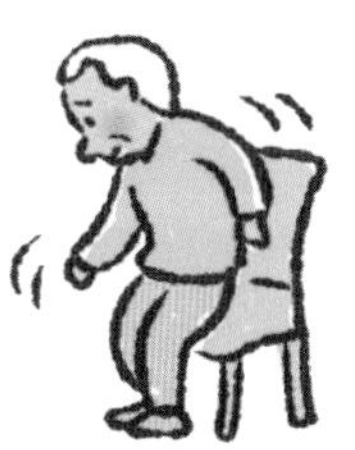
動作緩慢
（運動遲緩）

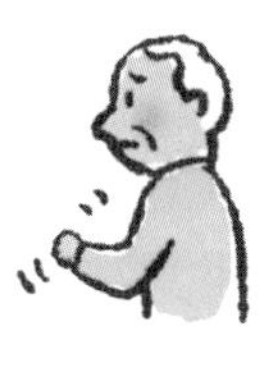
肌肉僵硬
（僵直）

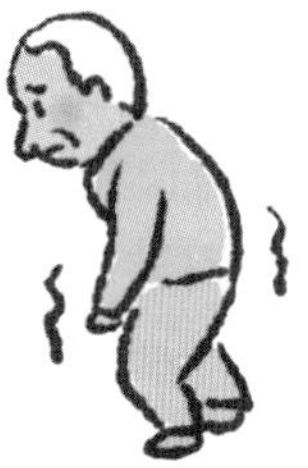
無法維持姿勢
（姿勢平衡障礙）

圖 6 ｜最具代表性的帕金森氏症候群

路易氏體型失智症較少震顫，但除此之外的症狀經常都能觀察得到。

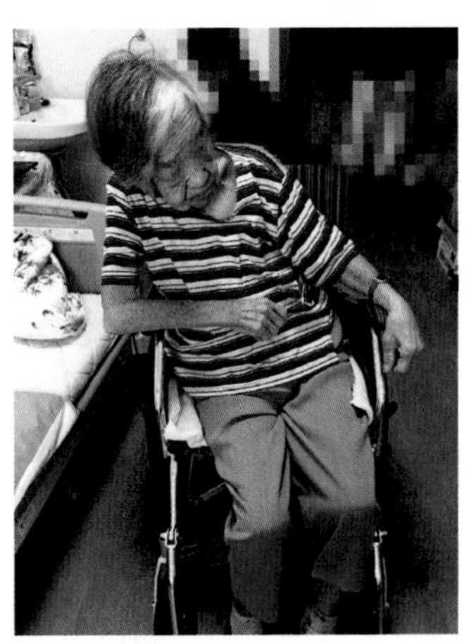

圖 7 ｜姿勢平衡障礙

雖然沒有肢體無力，但難以維持坐姿，身體會不自覺地傾斜。

④快速動眼期睡眠行為障礙

睡眠大致可分為快速動眼期睡眠（rapid eye movement sleep, REM sleep）與非快速動眼期睡眠（non-rapid eye movement sleep, NREM sleep）[*8]。

睡眠在快速動眼期時，大腦活動接近清醒的狀態，處於做夢的狀態，全身骨骼肌鬆弛，一般來説夢的內容不會轉換成實際的行動。所謂快速動眼期睡眠行為障礙是指，在快速動眼期睡眠時，肌肉沒有放鬆，夢境內容直接轉換成行動的夜間異常行為。在路易氏體型失智症或帕金森氏症的患者身上，快速動眼期睡眠行為障礙有時會在疾病前期出現，甚至有些患者在發病的好幾年前就出現症狀。

具體症狀如：睡夢中突然發出很大的聲音、舞動手腳，或是猛然從床上跳起來大鬧等，嚴重的甚至會對睡在身邊的另一半拳打腳踢或掐著對方脖子等。若症狀輕微可只需繼續觀察，但如果會對本人或他人造成危險，就適合投藥進行治療。

＊8 快速動眼期的英文縮寫REM是來自rapid eye movement，意指快速（rapid）眼球（eye）運動（movement）。相對快速動眼期睡眠時眼球會快速運動，非快速動眼期睡眠時，沒有這樣的眼球運動。簡單來說，眼球運動是反映腦部活動，快速動眼期睡眠是大腦活動、身體休息的睡眠；非快速動眼期睡眠是大腦休息、身體不休息的睡眠。

2 路易氏體型失智症的伴隨性特徵

阿茲海默型失智症是因為先有核心症狀，所以出現周邊症狀，但路易氏體型失智症會出現一些與核心特徵並無強烈因果關係的症狀，這些症狀是所謂伴隨性特徵。這些伴隨性特徵並不會只發生在路易氏體型失智症患者身上，但因為是他們常見的症狀，所以還是有助於診斷。這裡只解説與飲食相關、具代表性的伴隨性特徵。

①對抗精神病藥物敏感

路易氏體型失智症與帕金森氏症有許多共通的地方，兩者都是因為腦內神經傳導物質多巴胺不足而引發帕金森氏症候群。原本多巴胺就已經不足，若再服用會抵消多巴胺作用的藥物（拮抗劑）[*9]，帕金森氏症候群就會變得更為嚴重。吞嚥功能也會隨之衰退。

會抵消多巴胺效果的藥物，最具代表性的就是抗精神病藥物（表1）。當患者譫妄或失眠時，有時醫師會開立抗精神病藥物的處方，**但是在路易氏體失智症患者身上，即使投藥只是一般劑量，有時也會出現嚴重的帕金森氏症候群或吞嚥障礙**（圖8）[*10]。

＊9 是指阻礙神經傳導物質或荷爾蒙等作用的藥物，有時也稱為阻斷劑(blocker)。

＊10 臨床上也經常遇到「用餐期間誤嚥情況嚴重，但停止抗精神病藥物後，就不再誤嚥」的患者。

表 1 ｜多巴胺阻斷劑

抗精神病藥物①	
傳統型（之前就有）	非典型（相對較新）
Chlorpromazine（Contomin、Wintermin / Winsumin．穩舒眠） Levomepromazine（Hirnamin．必爾安眠、Levotomin） Haloperidol（Serenace、Halosten．豁樂舒靜） Sulpiride（Dogmatyl．脫蒙治、Miradol） Tiaprid（Gramalil） 等	Risperidone（Risperdal．理思必妥） Perospirone（Lullan） Olanzapine（Zyprexa．津普速） Quetiapine（Seroquel．思樂康） Aripiprazole（Abilify．安立復） Blonanserin（Lonasen．洛珊） 等
止吐藥（antiemetic）	
Domperidone（Nauzelin） Metoclopramide（Primperan．腹寧朗）	

黑字爲成分名，藍字爲主要商品名

編註①表格內的藥名黑字爲成分名，藍字爲主要商品名。日本醫療界會使用與台灣不同商品名的藥物，商品名也常隨時間更換，查詢台灣用藥時以成分名來檢索較爲準確。或請直接詢問醫師。

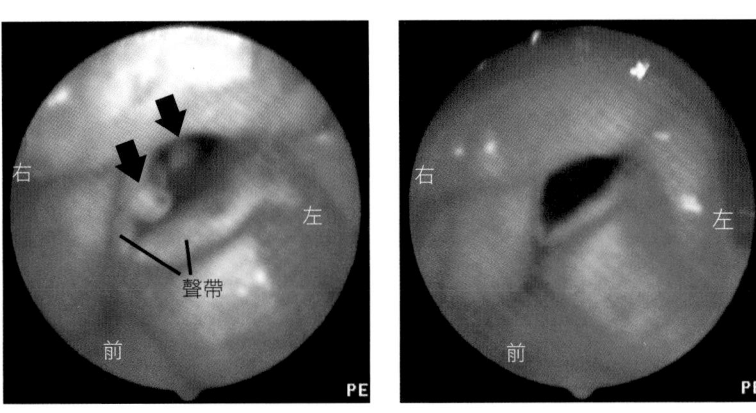

圖 8 ｜在路易氏體失智症患者身上觀察到因抗精神病藥物所引發的誤嚥

左：服用抗精神病藥物（Risperidone．理思必妥）時，觀察到米飯的靜默式吸入（箭頭處）。

右：停用抗精神病藥物兩週後，不再觀察到有食物誤嚥。

不僅是抗精神病藥物，止吐藥也有抵消多巴胺效果的作用，**有時也會遇到因服用止吐藥而導致帕金森氏症候群或吞嚥障礙惡化的患者**。抗精神病藥物總給人一種強烈藥物的印象，可以想像它會引發帕金森氏症候群，但止吐藥或許就比較難和帕金森氏症候群聯想在一起。這一點請千萬要記住。

在知道患者是路易氏體型失智症後，不讓患者使用這些藥物當然是比較理想的作法，但若不得不使用時，應該減少用量，或是在用藥時謹記患者「因為敏感性較高，所以較容易出現副作用」。知道患者對藥物的敏感性較高，也比較能對副作用迅速做出處置。

②明顯的自律神經障礙（姿勢性低血壓、便秘、尿失禁等）

生物體內有個自律神經系統，會在無意識下自主調節血壓與腸道蠕動等（表2）。緊張時血壓會上升、脈搏會加速，是因為自律神經中的交感神經在活動。相反地，放鬆時血壓降低、脈搏變緩，則是因為副交感神經系統當時處於優勢。生物體就是像這樣藉由自律神經在無意識中獲得調節。

表 2 ｜自律神經（交感神經、副交感神經）

	當交感神經作用時	當副交感神經作用時
瞳孔	放大（讓更多光線可以進入）	縮小
淚腺	血管收縮，眼淚分泌減少	血管擴張，淚液增加
唾腺	唾液減少，口乾舌燥	唾液增加（唾液是消化液）
腸胃的消化腺	胃液和腸液的分泌減少	胃液（胃酸）等分泌增加
腸胃運動	蠕動減少，容易便秘	咕嚕咕嚕蠕動頻繁，有腹瀉傾向
氣管平滑肌	氣管擴張	氣管緊縮，氣管變窄（哮喘）
心臟的節奏	心跳數增加，緊張	心跳數減少
心臟的收縮	強力收縮，運送充分的血液	收縮微弱
末梢血管	收縮，血壓上升	鬆弛，血壓降低，會偏頭痛
汗腺	大量流汗	――――
豎毛肌	收縮，起雞皮疙瘩	――――
膀胱、直腸的肌肉	儲存尿液或糞便，會便秘	排出尿液或糞便，有腹瀉傾向
膀胱、肛門括約肌	收縮，不排出尿液或糞便	出口鬆弛，排出尿液或糞便
腦部、神經	激動興奮	穩定，想睡

路易氏體失智症患者的自律神經系統受損，尤其是交感神經系統無法順利運作。在臨床表現上較容易觀察到的就是血壓波動，仔細觀察血壓的長期狀況就會發現，不同天的波動與同天不同時段的波動會很大（圖9）。如果這種波動在臨床上不造成問題最好，但隨著病情惡化，有時會觀察到血壓降低造成意識狀態變差或昏厥的狀況，這時就必須進行處置。

血壓降低最具代表性的就是姿勢性低血壓（Orthostatic hypotension）。姿勢性低血壓是指從臥姿變成坐姿，或是從坐姿換到站立等大動作變換姿勢時，出現血壓大幅降低、起身時眩暈、頭暈、昏厥等的症狀。當患者還具備表達能力時，還能自己說出症狀，周圍的人也能發現並且處理，但當表達變困難後，有時會一不小心就忽略了血壓降低的症狀，就有可能造成問題[*11]。

不要只定期測量血壓，在姿勢大幅改變時只要一察覺狀態「好像和平常有點不一樣」，千萬不要猶豫，應該馬上量血壓。

＊11 關於進食的部分，平常處於臥床狀態下的路易氏體型失智症患者，如果為了用餐突然改變成坐姿可能導致血壓降低，有時甚至會因此無法進食。

＊12 為處理帕金森氏症候群開立Levodopa等抗帕金森氏症候群藥物時，便秘可能會因為藥物副作用變得更嚴重。

當交感神經處於弱勢，副交感神經占優勢時，排便應該會更通暢，但**路易氏體型失智症中很多患者都有便秘的問題**[*12]。對路易氏體型失智症容易發生便秘的原因有諸多說法，但其機轉尚未完全明朗。便秘會讓食欲變差，因此甚至**有研究指出，路易氏體型失智症患者缺乏食欲的原因很多都與便秘有關**[6)]。

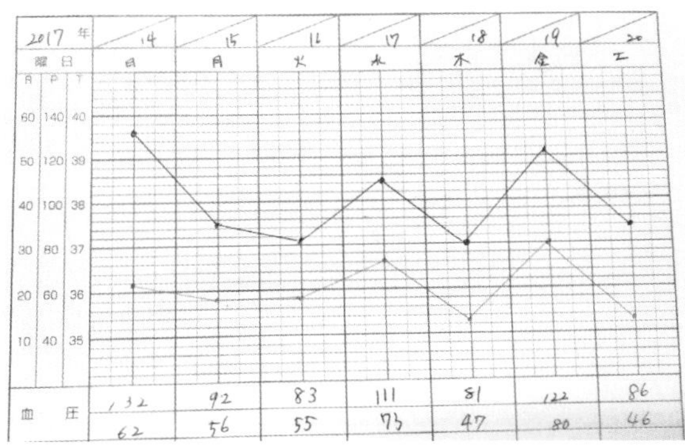

圖 9 ｜路易氏體型失智症患者的血壓紀錄

觀察一段時間的記錄，可以發現每天血壓的波動很大。

③憂鬱症狀

抑鬱（心情低落）並不是路易氏體型失智症才特別會有的症狀，也是常見的症狀，只是與阿茲海默型失智症相比頻率較高。抑鬱會導致食欲不振，經常會成為營養不良或變瘦的原因。針對憂鬱症狀雖然會建議使用抗憂鬱藥（SSRI或SNRI），但在路易氏體型失智症上的有效性並沒有以大量病例為對象的詳細研究報告。一般來說，在針對個別病例並觀察變化的前提下，SSRI[2] 或SNRI[3] 的抗憂鬱藥還是有嘗試的價值，但具有抗膽鹼作用（anticholinergic effect）的**三環抗憂鬱藥物（Tricyclic antidepressant, TCA）等，可能會造成帕金森氏症候群惡化或認知功能衰退，應避免使用**。

④嗅覺衰退

前面曾提過，阿茲海默型失智症有嗅覺衰退的症狀（參照p.29）。無論是路易氏體型失智症或帕金森氏症，也都有觀察到嗅覺衰退的症狀[7)]，出現率比阿茲海默型失智症還來得高，據說九成以上的患者都有[*13]。

＊13 嗅覺衰退發生的機轉，被認為是因為路易氏體的主要構成物質α-突觸核蛋白沈積在嗅覺神經所致，據說嗅覺衰退症狀會在帕金森氏症或路易氏體型失智症發病之前很早就出現。

嗅覺衰退雖然與預後無直接相關，也沒有改善的急迫性，但聞不到味道（香味）畢竟還是會有精神上的痛苦，會降低生活品質（Quality of Life, QOL）。現代醫學裡，並沒有藥物能夠改善在路易氏體型失智症中所觀察到的嗅覺衰退，也沒有藥物以外的改善方法，所以因應對策以生活上的支援為主軸。

譯註2. 選擇性血清素回收抑制劑（selective serotonin reuptake inhibitors, SSRI）

譯註3. 血清素與正腎上腺素回收抑制劑（serotonin-norepinephrine reuptake inhibitors, SNRI）

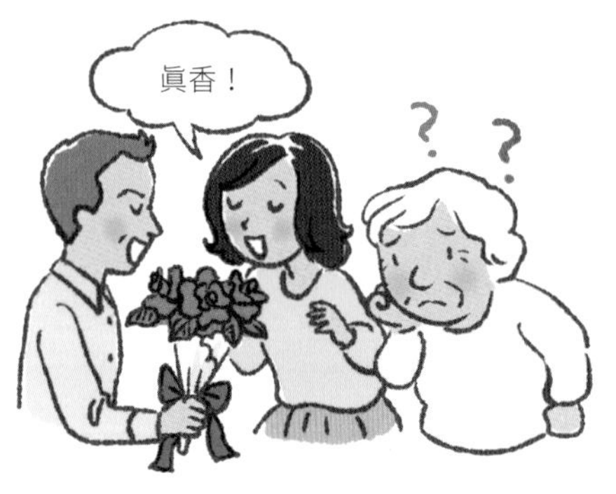

有重度的嗅覺衰退，所以一般察覺得到的氣味（香味）有時也沒有感覺。

⑤其他

一般較為人知的還包括了嗜睡、無情感、不安、反覆跌倒等，有時是好幾個因素錯綜交雜而導致食欲不振。

3 路易氏體型失智症的進食支援

在理解了路易氏體型失智症的核心特徵與伴隨性特徵後，下面要說明因此出現的進食行為障礙與吞嚥障礙，以及相應的支援方法。在路易氏體型失智症患者身上，雖然也會觀察到飲食行為障礙，但最大的特徵還是**常常會發生誤嚥等的吞嚥功能障礙**。誤嚥與吸入性肺炎或窒息等的預後直接相關，所以請一定要學會進食支援的方法與概念。

因為疾病有共通性，這裡舉出的進食支援法，很多也都適用於帕金森氏症患者，所以若帕金森氏症患者也有協助用餐的需要時，可以參考。

1）進食行為障礙

下文將具特徵的進食行為分類，依序解說其原因與因應方式。

①用餐狀況有落差——有時吃有時不吃

正如路易氏體型失智症的認知功能會波動一樣，進食行為也同樣會有波動。有時用餐時間15分鐘就結束（狀況好的時候：ON狀態），有時卻要花掉一個鐘頭以上（狀況不好的時候：OFF狀態）。此外，有時能自己拿著餐具用餐（ON狀態），但有時沒有別人的餵食協助就完全無法進食（OFF狀態）。OFF狀態時，經由協助硬是要患者吃，嗆咳的頻率也會提高（圖10）[8)]。

只偶爾在用餐的時間點進入OFF狀態還好，但如果每到用餐時間就進入OFF狀態，就難以攝取到足夠的營養量。可是，因為認知功能波動引發的進食行為波動，是很難cure

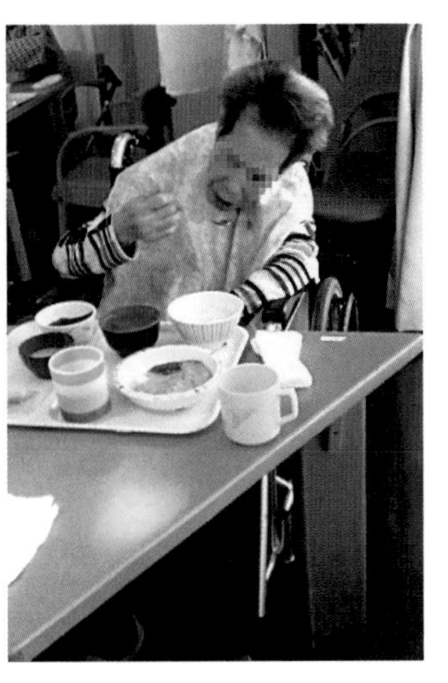

圖10｜**路易氏體型失智症患者的OFF狀態**

在ON狀態時，還稍微能夠坐直一點，但一進入OFF狀態後，姿勢就會歪斜，也就無法進食。

（治療）的。這種波動無法靠吞嚥訓練或藥物就消失。

如果無法cure，就來思考care（支援）吧！照護者要先理解，患者有波動這個特徵，**照護重點要考慮配合這種波動，可以選擇在狀況好時用餐，或是增加營養攝取量等**。在安養機構等處有固定用餐時間的情況下，個別對應或許有些困難，但在知道「路易氏體型失智症者的機能就是會有波動」的前提下，請記得要利用點心時間等，盡可能地處理[*14]。

＊14 我會預先提供居家的患者腸道營養品。並且事先交代家屬「在他狀況好時讓他喝！」，就能看準時機，在ON狀態時攝取腸道營養品。

就算處置得不對，也不要因為患者突然不進食就焦急地覺得「為什麼不能吃啊！」**即使當下沒進食，但只要能以一天或一週為單位攝取足夠的營養，就完全沒有問題**。重要的是在盡可能提供支援的同時，用長期的角度觀察。如果無論怎麼做攝取的熱量還是不夠，也可以考慮使用腸道營養品等（參照p.30）補充。

②因為餐點裡有蟲所以不吃——視幻覺的影響

路易氏體型失智症的核心特徵當中，視幻覺算是相當有名的。患者眼中會看到的東西，以人、動物和蟲居多。看到自己的周圍有人或動物時，若不太影響用餐倒是還好（雖然本人可能覺得不太舒服），但有些患者會因為「餐點裡有蟲」的視幻覺而無法進食。

在對應方式上，因為餐具的花紋有時在患者眼裡看起來是蟲（圖11），所以儘量使用沒有花紋、圖案的餐具。撒拌飯香鬆等也容易看起來像是有蟲（圖12）。昏暗的地方看不清楚東西，也容易誘發視幻覺，所以把**用餐場所的燈光調亮，也有助於預防視幻覺**。當患者出現視幻覺時，**先暫時撤下餐點，換過餐具或調整燈光後再度提供，有時視幻覺就會消失**。

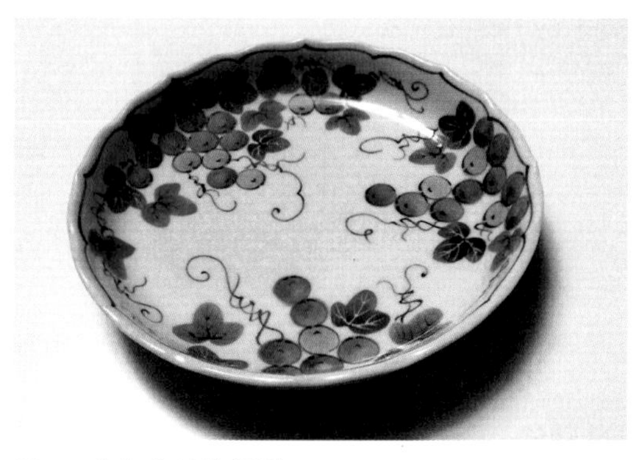

圖 11 ｜有花紋的餐具

對路易氏體型失智症患者來說，這類花紋有時容易因爲視幻覺看起來像蟲（天蛾幼蟲？）。使用沒有花紋的餐具比較好。

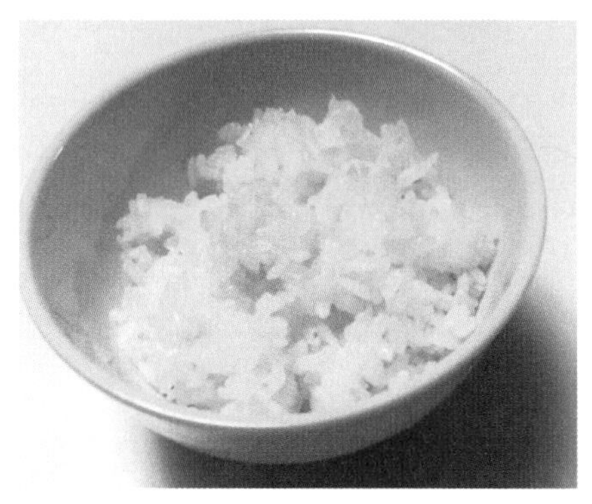

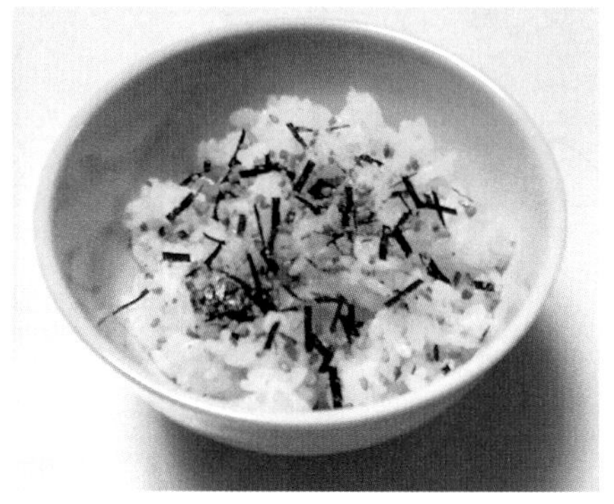

圖 12 ｜米飯

看到右邊的米飯我們會知道是「撒上了拌飯香鬆」，但對路易氏體型失智症患者而言，因爲視幻覺，有時會看起來像是「裡面有蟲」。
這類視幻覺有時會引發「不吃」的行爲。

耐人尋味的是，有部分患者能知道自己生病，自己知道「會有視幻覺」＊15。

這個**「認知到疾病」「某種程度能客觀地看待自己」**的部分，是路易氏體型失智症的特徵之一，也是與阿茲海默型失智症不同的地方。因此，對於阿茲海默型失智症的患者，説明、説服都不見效果，但對路易氏體型失智症患者有時卻能奏效。因為有蟲的視幻覺而無法進食時，向患者説明「雖然盤子裡看起來有蟲，但其實只是花紋，請放心吃」之後，也有些患者就能理解，然後能正常進食。

＊15 在我的經驗裡，也曾有患者說：「我現在看到那裡有一個男孩，但這是視幻覺對吧！因為明明沒人卻說『看到有人』，周圍的人會覺得很可怕，所以我才不說」。

針對視幻覺，有時膽鹼分解抑制劑（Cholinesterase inhibitor）會有效。目前在日本適用於健保的只有愛憶欣（Donepezil．多奈派齊）已證實服用可減輕視幻覺。若視幻覺並不會對生活造成障礙，不特別處理、持續觀察，或是向患者説明「這是視幻覺」也是一種方法。當這些方法無效時，或許也可以考慮用藥。此外，中藥「抑肝散」也有減輕視幻覺的效果，根據患者的狀況，也不妨嘗試看看。

③發呆不吃——血壓降低

絕不可以忽視路易氏體型失智症的血壓波動（下降）。請務必記得，**有些患者會因為姿勢變化或飲食影響而引發意想不到的低血壓，造成不適或意識狀態變差**。當大動作變換姿勢後患者的樣子看起來怪怪時，請一定要先懷疑是血壓下降。

姿勢性低血壓 CASE STUDY

我負責過一位 82 歲女性的路易氏體型失智症患者。由於不太吃飯，家屬希望我診視，於是我前往她家進行居家訪視。我去時患者是平躺在床上，這個狀態下量到的血壓是 124／74mmHg，沒有發燒、血氧飽和度也沒有問題，所以請家屬調高床鋪的角度，讓患者以平時的姿勢用餐。但家屬為患者穿上圍兜想協助用餐時，她的樣子看起來似乎有點怪。患者的表情比起平時更為木然，我心想「咦？」，與她對話雖然有回應，但卻口齒不清，也幾乎快摸不到脈搏，我趕緊量了血壓，發現竟降到 82／58mmHg……。原來是用餐時突然讓患者起身因而引發了姿勢性低血壓。後來，我請家屬從用餐的 30 分鐘前就一點一點調高床背角度，用餐前先量血壓，確認沒有降低後再開始用餐，後來患者就能比較順利地用餐了。

此外，除了有姿勢性低血壓之外，也有許多人知道會有**餐後低血壓**（postprandial hypotension）的現象，這是在所有高齡者身上都經常觀察得到的症狀，但在路易氏體型失智症與帕金森氏症患者身上，頻率與症狀會更嚴重[9)]。具體的症狀是餐後30分鐘至1小時之間（部分是在用餐期間）血壓會降低，收縮壓[*16]會下降超過20mmHg以上。一般認為碳水化合物（醣類）[*17]吃得多時，尤其容易出現症狀，所以生活上的預防方式就是不過量飲食、慢慢吃、減少碳水化合物的量等。

針對在路易氏體型失智症中觀察到的姿勢性低血壓、餐後低血壓，有時會使用抗帕金森氏症藥物之一的Droxidopa或Midodrine作為治療性（cure）的因應方式，但也有人指出Levodopa或多巴胺受體作用劑（Dopamine agonist）可能會讓症狀惡化。因此，針對血壓波動，請思考非藥物性的、照護性（care）的因應對策。具體而言，如前所述，**對於姿勢性低血壓，要注意變換姿勢後要測量血壓、不要在變換姿勢後馬上用餐；針對餐後低血壓，要注意避免用餐後馬上運動或入浴、在用完餐後要稍微觀察一陣子**等，就能避免不必要的事故[*18]。

＊16 收縮壓是指心臟將血液送出時的血壓，在一般對話時也會說是「上壓」。相對地，心臟舒張接受血液回流時的血壓為舒張壓，在日常對話中稱為「下壓」。

＊17 碳水化合物屬三大營養素「碳水化合物（醣類）、蛋白質、脂質」之一，富含於米飯、麵包、麵類當中。

＊18 姿勢性低血壓、餐後低血壓，除了在路易氏體型失智症或帕金森氏症之外，也常在多重系統退化症（橄欖體橋腦小腦萎縮症、紋狀體與黑質體退化症、夏-崔氏症候群）等的患者身上觀察得到。照顧這些疾病的患者時也請特別注意。

④沒有食欲、餐點不好吃——嗅覺衰退的影響

嗅覺衰退也是路易氏體型失智症和帕金森氏症很具代表性的特徵[*19]。現代醫學裡，並沒有藥物能改善在路易氏體型失智症中所觀察到的嗅覺衰退，也沒有藥物之外的改善方法，所以生活上的支援往往就成了因應對策的主軸。

因為患者會覺得調味較清淡的餐點「不好吃」，所以可能會想為患者提供口味較重的餐點，但糖分或鹽分過高並不好。可以請盡量提供運用醋、香草或辛香料的餐點[*20]。

患者覺得「不好吃」的餐點，若還能溝通，以「為了營養，請多吃」來勸説，還能讓患者確保攝取量，但當患者認知功能衰退、難以溝通時，這類的説明就毫無意義。失智症患者的嗅覺衰退或口味是無法治療（cure）的。認知功能衰退的患者不會吃「不好吃的東西」。**請留意他們嗅覺衰退的狀況，並設法提供能引起他們食欲的餐點**。

＊19 阿茲海默型失智症的嗅覺衰退，一般認為是大腦中掌管嗅覺記憶、判斷功能的部位受損所引起，而路易氏體型失智症則是因為路易氏體沈積在嗅覺神經本身所引發，雖同為嗅覺衰退，但機制卻不相同。

＊20 向營養師諮詢具體的飲食內容也是不錯的方法，必須清楚地向營養師告知病情，表明需要的是「專為嗅覺衰退患者設計的餐點」。

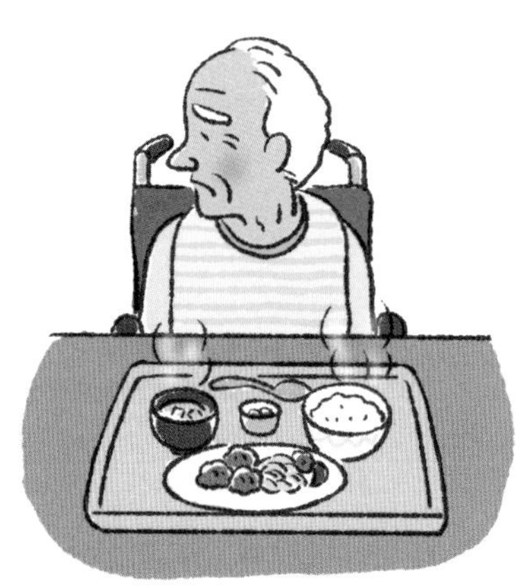

嗅覺是能品嚐美味的重要條件，但路易氏體型失智症患者身上常觀察到重度的嗅覺衰退。

⑤藥物影響——因藥物引發的缺乏食欲比想像多

路易氏體型失智症患者，因為容易**對抗精神病藥物敏感**，即使少量藥物也容易引發帕金森氏症候群或誤嚥等種種副作用，**對其他藥物也有報告指出有過度敏感的狀況**。

如同在第4篇（p.109～）中所詳列的，容易導致缺乏食欲的藥物很多，對路易氏體型失智症患者開立這些藥物會導致食欲不振，**尤其必須注意的是用作安眠藥或抗焦慮藥物（Anxiolytic）的苯二氮平類（Benzodiazepines, BZD）藥物**。有時一般劑量的處方對路易氏體型失智症患者效力太強，因而會出現嗜睡、譫妄、肌力衰退等症狀，結果引起食欲不振。

路易氏體型失智症患者會有快速動眼期睡眠行為障礙，有時家屬或患者會把快速動眼期睡眠行為障礙解釋成「晚上睡不好」，如果只這樣告訴醫師，醫師或許就會判斷「開一點安眠藥吧」，然後開出苯二氮平類藥物的處方。這時如果不知道患者是「路易氏體型失智症」開出正常劑量的處方，藥物對患者就會有強烈的作用、副作用。**千萬不可忘記的大前提是，患者在睡眠障礙之上，是「路易氏體型失智症」**。

雖然路易氏體型失智症並非Memantine藥物的適應症，但有時患者被誤診為阿茲海默型失智症時，醫師會開立Memantine（Memary®．美憶）處方。Memantine會造成嗜睡，導致食欲不振，在路易氏體型失智患者身上會出現強烈的副作用。**路易氏體型失智症患者被開立Memantine處方時要特別注意**。

⑥不排便就不想吃——消化道運動衰退的影響

路易氏體型失智症或帕金森氏症患者的消化道運動會變差，絕大多數都會觀察到便秘的現象。雖沒有詳細研究指出罹患率，但據說高達90%以上，所以千萬不能小看便秘的問題。**大家都知道很多路易氏體型失智症患者缺乏食欲是因為便秘**[6)]。雖然患者缺乏食欲也必須懷疑是不是有嗅覺障礙或憂鬱症的原因，但請一定也要懷疑與便秘有關。為了避免缺乏食欲，要注意排便照護。

處理便秘會使用各種瀉藥，對某些患者食用中藥「麻子仁丸」非常有效，經常比Magnesium oxide（氧化鎂）或緩瀉劑Sodium picosulfate更能幫助自然排便，值得一試。此外，最近效果備受期待的是氯離子通道活化劑Lubiprostone。有時因為希望能改善消化道運動，會開出Mosapride或Domperidone的處方，**但Domperidone可能會導致帕金森氏症候群或吞嚥功能惡化，所以要儘量避免**。

一般經常用來改善便秘的方法，例如多攝取食物纖維、適度活動身體、確實攝取水分等，從生活習慣方面著手當然也很重要。

⑦憂鬱症狀——不想吃

伴隨憂鬱症狀出現缺乏食欲的狀況時，使用中藥也是一種方法。中藥是否有效「因患者而異」，但「六君子湯」「補中益氣湯」「加味歸脾湯」等，有時對路易氏體型失智症中觀察到的缺乏食欲有效。

至於最具代表性的抗憂鬱藥物（SSRI或SNRI藥物）在路易氏體型失智症的有效性上，雖然沒有以大量患者為對象的詳細調查報告，但在針對個別患者並同時觀察其變化的狀況下，SSRI或SNRI是有嘗試價值的。

2）吞嚥功能障礙

阿茲海默型失智症與路易氏體型失智症雖有種種不同，但最大的差別就是吞嚥障礙、誤嚥的風險。阿茲海默型失智症不到末期，誤嚥的狀況通常不太明顯，但路易氏體型失智症從中期左右開始就會觀察到誤嚥（圖13）[10]。因此，在思考路易氏體型失智症的照護時，誤嚥是不可迴避的重要課題[*21]。

＊21 偶爾會有「皮質型」的路易氏體型失智症，因為大腦基底核的症狀較少，所以吞嚥障礙也屬輕度。

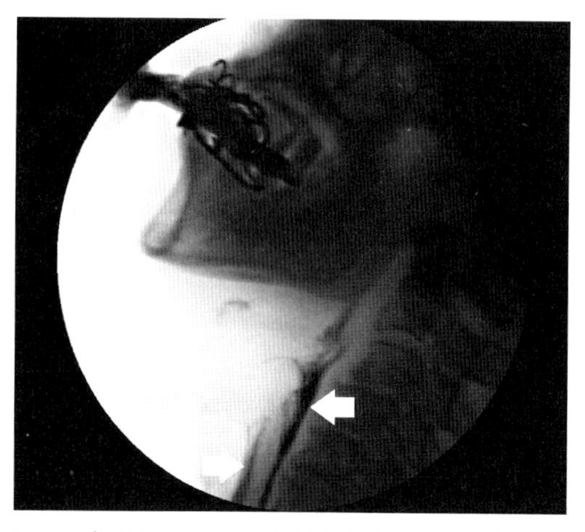

圖 13 ｜路易氏體型失智症的誤嚥（吞嚥攝影檢查）

這位患者只要有人牽著他的手就還能走路，但檢查後發現有大量黏稠唾液的誤嚥（黃色箭頭處），（白色箭頭處爲正常吞嚥後進入食道的液體）。

一說到誤嚥，腦海中想到的處理方式或許就是「吞嚥訓練」。但**因路易氏體型失智症引發的誤嚥是無法靠訓練治癒的**。我們不是要經由訓練改善吞嚥功能，而是要根據路易氏體型失智症候群的特徵，思考相關的照護方法。

關於誤嚥，在第3篇（p.83～）會有詳細的解說，可提供進行相關照護時參考。

4　路易氏體型失智症由口進食功能的變化

前文關於路易氏體型失智症的進食支援，說明了症狀與因應方式。路易氏體型失智症也是進行性疾病，所以只要能夠瞭解病程發展，就能事先做好照護與心理的準備。下面按照一般路易氏體型失智症的進行，概略說明由口進食功能的變化。

①初期

初期的路易氏體型失智症，不太會觀察到記憶障礙，核心特徵為認知功能的波動、視幻覺、帕金森氏症候群、快速動眼期睡眠行為障礙。

與飲食相關的症狀中，**缺乏食欲是主要症狀**。起因於抑鬱症狀的缺乏食欲，有時可透過抗憂鬱藥物獲得改善，但如前文所說，在路易氏體型失智症患者身上，有時會出現意想不到的藥物副作用，所以必須配合個別患者做適當的處理。

初期也會觀察到**嗅覺衰退**，很多時候對食欲並無影響，但聽過有些患者表示餐點「味道清淡不好吃」。當患者提出這類訴求時，可以提供他們香氣或味道明顯的餐點。

因為有**視幻覺**，偶爾會發生患者看到餐具上的花紋，或是灑在飯上的拌飯香鬆，就說「食物裡有蟲」而不願進食。針對視幻覺，有時使用中藥「抑肝散」或Donepezil能觀察到改善；在進食支援方面，避免使用會誘發視幻覺的餐具或食物等也是有效的辦法。愈是昏暗的地方，愈容易出現視幻覺，所以將燈光調亮有時也能減輕視幻覺。

此外，**消化道運動變差也是初期就會出現的症狀**。也有很多患者因便秘導致腹脹感，因而缺乏食欲。針對便秘，除了充分攝取水分和運動之外，不妨使用各種瀉藥來協助排便。

②中期

進入中期之後，帕金森氏症候群會開始惡化，漸漸無法坐直。沒有腦血管病變，但**採坐姿時經常身體往左右某一側偏斜，這是懷疑為路易氏體型失智症時的觀察重點之一**。這個階段也開始常在用餐時觀察到認知功能的波動，出現顯著的**用餐落差**（能順利進食／不能順利進食）。當用餐期間出現認知功能變差的狀況時，要攝取到足夠營養就會變難。協助用餐強迫患者進食，也只是提高誤嚥的風險，所以**不需要堅持在用餐時間內進食，狀況好的時候多增加營養攝取量是較理想的作法**。

路易氏體型失智症最顯著的吞嚥特徵就是，**很多患者從中期就開始發生嚴重的誤嚥**。即便在某種程度上還能溝通、在協助下能夠步行，有時仍會發生吸入性肺炎。因為路易氏體型失智症的誤嚥是「無法治癒」的吞嚥障礙，所以無法期望靠吞嚥訓練獲得改善。在適當的時機使用吞嚥內視鏡，評估吞嚥功能、在感染肺炎前配合功能衰退的狀況降低進食狀況的水準、在水中添加增稠劑等是必須的處置。

在這個階段要注意的是投藥，尤其是**迴避並重新檢視某些精神科藥物（psychotropic drug，抗焦慮藥、安眠藥、抗精神病藥物等）處方**。藥物效力對患者可能太強是路易氏體型失智症的特徵，尤其在這個階段，藥物不良反應（adverse drug reaction, ADR）的情況也會愈來愈多。為了控制譫妄等讓患者使用精神科藥物，結果卻成為妄想、嗜睡、誤嚥的原因。其他如具抗膽鹼作用的藥物（抗膽鹼藥物、抗組織胺、H2受體拮抗劑）也可能造成妄想、嗜睡或認知功能衰退。當路易氏體型失智症患者出現吞嚥障礙或缺乏食欲時，一定要考慮藥物副作用的影響。

在部分患者身上，ACE抑制劑（Angiotensin converting enzyme inhibitors，血管張力素轉化酶抑制劑）、Amantadine、Cilostazol或「半夏厚朴湯」等，對改善吞嚥功能、預防肺炎是有效的。

③末期

一般末期約在發病的5至10年之後，但也有突然惡化的案例，甚至有患者1年就進入了末期。

進入末期後，基本上活動力喪失，**全身僵硬無法活動，進入臥床**。路易氏體型失智症患者有自律神經症狀，血壓波動大，末期之後**姿勢性低血壓或餐後低血壓症狀也會變嚴重**。為用餐或進行口腔護理需變換姿勢時也要注意。大動作變換姿勢時，若有意識狀態變差的狀況，首先就要懷疑血壓是否下降。在這個階段，升壓劑基本上是無效的。

誤嚥也會變得更為嚴重，甚至連唾液都無法吞嚥。再怎麼努力進行進食支援也無法由口進食，或是開始**反覆發生吸入性肺炎**。

即使是在這個階段，還是會有家屬或照護人員提出「希望他多吃一點」「希望能預防肺炎」的要求。我認為，遇到這種狀況時，不要只單純告知是末期，**更重要的是要從醫學基礎和病況，說明進入末期時的疾病狀態**。我們絕對無法阻止疾病惡化，但若家屬能夠認為「已經竭盡全力做了該做的事、能做的事」，將有助於他們接受末期的事實。

＊　　＊　　＊

因為阿茲海默型失智症在失智症中的占比較高，所以一提到失智症，常常容易陷入「失智症照護＝阿茲海默型失智症照護」的狀況。然而，路易氏體型失智症與阿茲海默型失智症，在吞嚥和進食的特徵上可說完全不同。若從攸關預後的吸入性肺炎風險來看，兩者也是截然不同。我們應該避免把兩者都概括成「失智症」，而是要正視「路易氏體型失智症」的存在來進行照護。

在臨床上，仍存在許多沒有被診斷出來的路易氏體型失智症患者。若沒有發現是路易氏體型失智症，就無法提供適合的照護。**與失智症相關的所有醫療、照護人員、家屬，都必須知道路易氏體型失智症的特徵與照護方法**。

參考文獻

1）Kosaka, K. et al. Presenile dementia with Alzheimer-, Pick- and Lewy body changes. Acta Neuropathol. 36, 1976, 221-33.
2）山田律子. 認知症の人にみる摂食・嚥下障害の特徴と食事ケア. 認知症ケア事例ジャーナル. 1（4）, 2009, 428-36.
3）小阪憲司. “レビー小体型認知症は三大認知症の１つ”. 知っていますか？レビー小体型認知症. 大阪, メディカ出版, 2009, 14-5.
4）駒ケ嶺朋子ほか. Lewy 小体病における幻覚とザシキワラシとの類似点：民俗学史料への病跡学的分析の試み. 神経内科. 84, 2016, 513-9.
5）Uchiyama, M. et al. Pareidolias: complex visual illusions in dementia with Lewy bodies. Brain. 135, 2012, 2458-69.
6）山田律子. 認知症高齢者の食べる喜びに向けた看護. 老年精神医学雑誌. 27（3）, 2016, 296-303.

7) Williams, SS. et al. Olfactory impairment is more marked in patients with mild dementia with Lewy bodies than those with mild Alzheimer disease. J Neurol Neurosurg Psychiatry. 80 (6), 2009, 667-70.
8) 園部直美ほか．レビー小体型認知症．地域リハビリテーション．7 (6)，2012，453-7.
9) 長谷川康博．5. 食事性低血圧の臨床 / 1. 神経変性疾患 b. パーキンソン病・類似疾患．知っていますか？食事性低血圧．高橋昭監修．東京，南山堂，2004，150-65.
10) 野原幹司．口のリハビリテーション事始 認知症高齢者の嚥下リハ．回復期リハビリテーション．13 (3)，2014，35-42.

第3章 血管型失智症●「症狀多元」的失智症

血管型失智症是指因腦血管病變或血流不足所引發的認知功能障礙。在四大失智症中，與其他三種因退化性疾病而引發的失智症不同，被歸類為**非退化性疾病**，所以有時也會與其他退化性失智症分開討論。

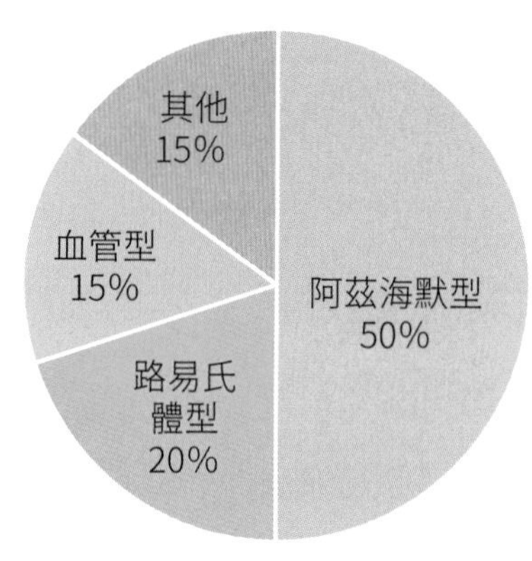

圖1｜**不同原因造成的失智症比例**[1)]

血管型失智症被認爲是第三多的失智症（有各種說法）。

因為以前認為血管型失智症不會與阿茲海默型失智症同時出現，所以曾有一段時期，醫師診斷時只能在阿茲海默型或血管型中被迫二選一。因此，若從腦部CT或MRI影像發現有血管病變時，就會自動診斷為「血管型失智症」，結果導致血管型失智症有很長一段時間都被認為是人數最多的失智症。不過，近年來阿茲海默型失智症的診斷技術提升，「伴隨腦血管病變的阿茲海默型失智症」或「血管型失智症與阿茲海默型失智症的混合型」這類概念也日漸普及，單純血管型失智症的盛行率（prevalence rate）就相對降低了。有些報告指出，血管型失智症僅次於阿茲海默型是第二多的失智症，但也有些報告認為它的盛行率比路易氏體型失智症低，換句話說就是排名第三多的失智症（圖1）[1)]。

1 血管型失智症的特徵

血管型失智症的特徵就是障礙類型多。因為根據受損血管的部位不同，會出現與該部位相符的各種不同障礙，所以當被告知是「血管型失智症」時，可能也很難想像會有什麼症狀。較常在血管型失智症上觀察到的共同障礙包括，**執行功能障礙**[*1]**、注意力障礙與步態障礙**（gait disturbances）。

＊1 執行功能障礙是指無法設定目標、計畫過程並採取有效行動的狀態。當有執行功能障礙時，「只」能按別人的指示行動，害怕自己採取行動。不會做家事，尤其是不再能下廚，也是典型的症狀。所以也稱為管控功能障礙。

血管型失智症和其他退化性失智症的不同之處在於，**記憶障礙比較輕度，人格大多還能完整保留至末期**。因此，即使因為執行功能障礙導致必須花很多時間用餐（雖然其他失智症也一樣），也絕不會表現出粗魯無禮的態度。患者的意識是清楚的。甚至，因為不太會發生人格變化，所以對飲食的口味意見明確，或會因協助用餐者不同而出現不一樣的反應等，這些都會表現在態度上。

另外，不可忘記，**「中風≠血管型失智症」**。當然，有時中風會導致血管型失智症，但就算中風，有些人的認知功能也完全沒問題。在照護時請一定要避免把兩者混為一談[*2]。

*2 如果各位認識有中風病史的人，請試著回想這個人的狀態。或許這人會因中風多少有些肢體無力，也或許有些人會口齒不清或無法說話。但在是否有記憶、判斷、理解等認知功能障礙上，沒有的人應該還是較多。

2 血管型失智症的分類

在退化性失智症中，有明確可觀察到的核心症狀／核心特徵，但血管型失智症的症狀因病變部位而異，所以很難歸納出所有血管型失智症都有的特徵。但若依病變部位個別細分，還是能稍微看出具特徵的觀察結果。這裡將從吞嚥與進食的角度，解說依「腦部病變部位分布模式」區分出來的三種主要類型（圖2）[2]。

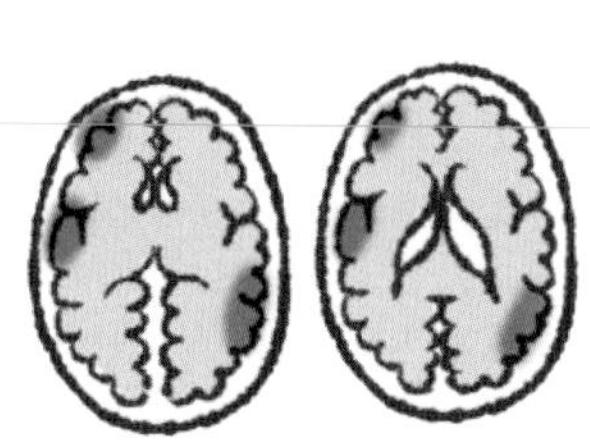

皮質性血管型失智症

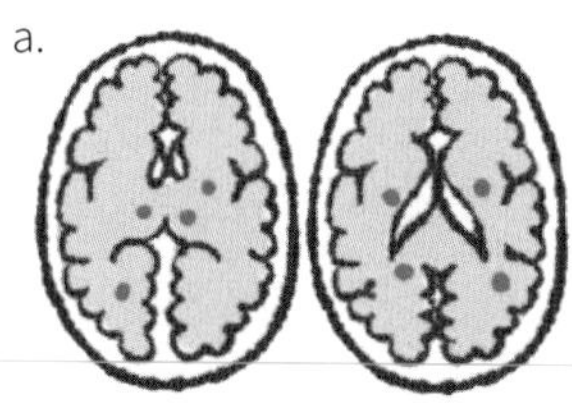

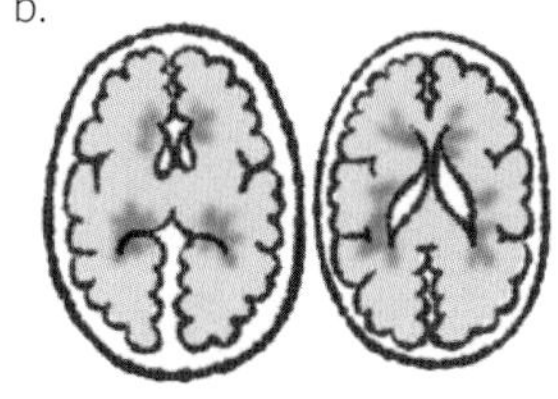

皮質下血管型失智症

a. 多發性小洞性梗塞
b. 賓斯旺格症

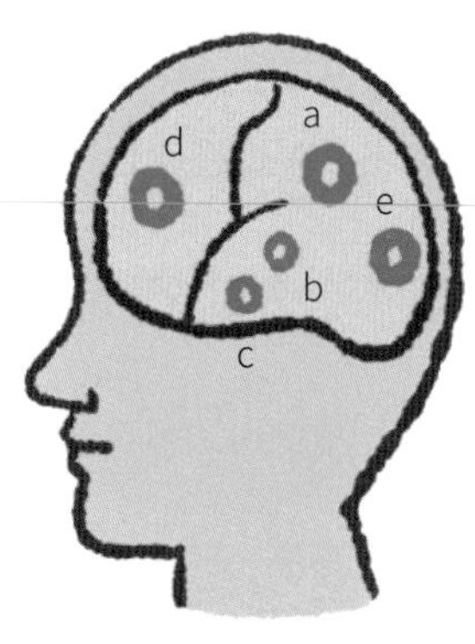

局部病變型血管型失智症

a. 角腦迴（Angular gyrus）
b. 視丘（Thalamus）
c. 前腦基底部（Basal forebrain）
d. 前大腦動脈區（Anterior cerebral artery）
e. 後大腦動脈區（Posterior cerebral artery）

圖 2 ｜ **血管型失智症的三種類型**

1）皮質性血管型失智症

是指因腦部較大的動脈阻塞（腦梗塞），或是動脈出血（腦出血）[*3]，導致主要是在大腦表面（大腦皮質）（圖3）的腦細胞有部分受損而引發的失智症（圖4）。

大腦皮質（cerebral cortex）不同部位掌管的功能不同。大腦皮質負責掌管運動、感覺、視野、語言等功能的部位是固定的，若該部位受損，相對應的功能就會出現障礙（圖5）[*4]。當有好幾個地方受損時，除了功能障礙外，也會觀察到認知功能衰退。

＊3 腦梗塞和腦出血合併稱為「中風」。

＊4 會發生腦中風的血管及其症狀：
前大腦動脈區：話變少、情緒障礙（emotional disturbance）、執行功能障礙、缺乏動機
中大腦動脈區（頻率最高）：偏癱、失語・失用、注意力障礙
後大腦動脈區：視野缺損（visual field deficit）、視覺失認（visual agnosia）

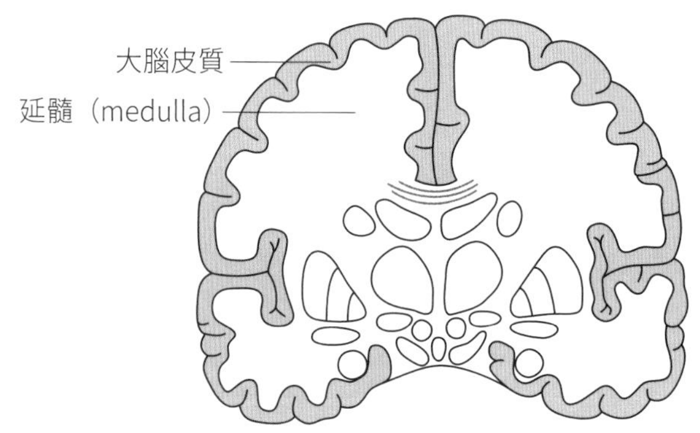

圖 3 ｜大腦皮質（冠狀切面圖）

位於大腦表層的部位稱爲大腦皮質。

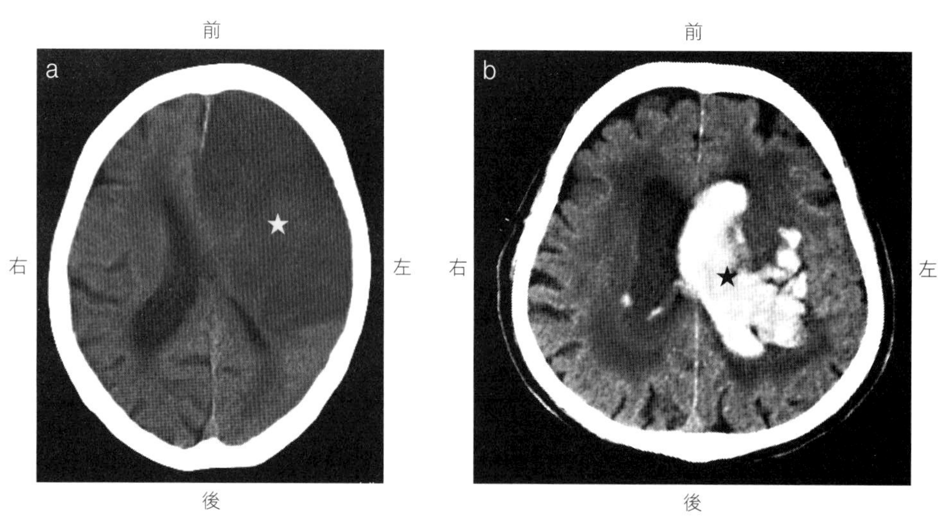

圖 4 ｜中風的頭部 CT 影像

a. 腦梗塞（☆）. b. 腦出血（★）

中風包括腦部血管堵塞的「腦梗塞」與腦部血管破裂的「腦出血」。

（醫療法人藤仁會 藤立病院 上田章人醫師提供）

額葉：思考、情緒與運動系統　　頂葉：感覺系統

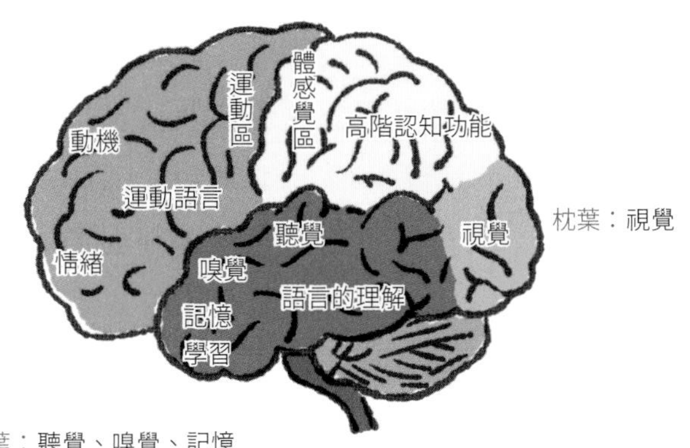

枕葉：視覺

顳葉：聽覺、嗅覺、記憶

圖 5 ｜腦部功能分區

大腦皮質的每個部位都負責不一樣的功能。
一旦某個部位受損，相對應的功能就會出現障礙。

不過，也有人反對稱此種為血管型失智症[3)]。下面的內容較為困難，對吞嚥或飲食之外沒興趣的人，可以略過不讀。

如果腦梗塞、腦出血的結果導致腦部一些部位受損，與該部位相對應的地方就會出現功能障礙。如果這些功能障礙讓患者無法再像以前一樣生活並融入社會，就可以根據這個狀況認定這是皮質性血管型「失智症」。但是，這類功能障礙也可以不用「失智症」，改用「因腦梗塞引發的語言障礙」「因腦出血引發的空間認知障礙」等說法來陳述，這樣它就不是「失智症」，而是「中風症狀」了。

在進行進食支援或吞嚥復健時，皮質性血管型失智症會因腦部損傷導致功能低下的概念，在考量疾病狀態時是很重要的。因此，本書將皮質性血管型失智症，分類為一項獨立的血管型失智症。

皮質性血管型失智症會有依腦部病灶部位出現的功能障礙（癱瘓等），也會有從血管型失智症患者身上都能觀察得到的執行功能障礙。當然，按照腦部病灶部位出現的症狀不會剛好「只有感覺障礙」或「只有語言障礙」，而是符合病灶的廣度同時呈現好幾種症狀。

①什麼是假性延髓麻痺？

討論吞嚥問題時有一點相當重要——如果大腦皮質只有單側受損，很少會有重度的誤嚥。因為與吞嚥相關的咽部或喉部肌肉，是接收來自左右兩側大腦的指令（圖6）。也就是說，如果因為中風等原因，一側的大腦無法發出指令時，只要另一側還能發出指令，咽部、喉部就幾乎能毫無問題地動作。因此，**如果只有單側大腦受損，幾乎不會發生誤嚥**。

不過，麻煩的是雙側皮質都發生中風的時候。**如果雙側都受損，就較難順利對咽部或喉部下達吞嚥指令，咽部、喉部無法順利運作就會發生誤嚥。**這種因大腦雙側皮質受損而導致的咽部、喉部無力稱為「假性延髓麻痺」（pseudobulbar paralysis）[*5]（圖6）。在照護有中風病史的患者時，請務必要注意「中風是單側還是雙側」。

＊5 大腦的中心有個稱為「延髓」的部位。延髓是指令的中繼點，左右皮質發出的指令會在這裡整合之後，對吞嚥相關肌肉發出指令。因此，如果中風發生在延髓，即使只中風一次，也會讓吞嚥相關肌肉無法順利動作，產生吞嚥障礙。但若左右皮質同時中風，就算延髓是正常的，也會因為指令無法到達延髓，就像是延髓受損一樣導致無力。這種無力有「假的延髓麻痺」之意，所以稱為「假性延髓麻痺」。

即使反覆中風⋯⋯　CASE STUDY

我有一位 78 歲的血管型失智症患者，據說曾發生過 5 次中風，我擔心他會有誤嚥的問題。但仔細詢問後發現，5 次中風全都發生在左側。雖然有失語及四肢無力等狀況，但完全沒有誤嚥問題，全部都能由口進食。

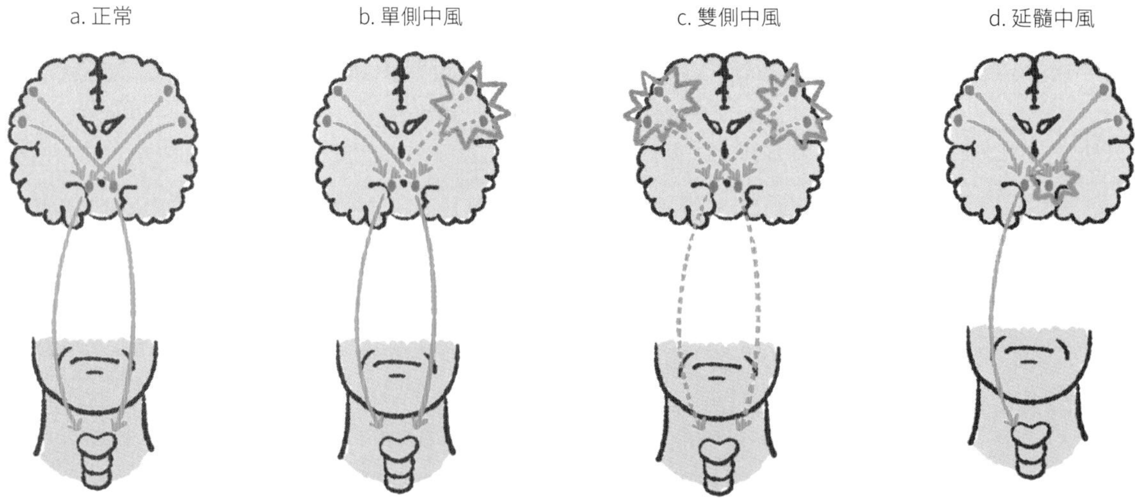

圖 6 ｜大腦皮質雙側的指令傳達示意圖（假性延髓麻痺、延髓麻痺）

a. 正常
b. 單側中風，若未受損的皮質還能發出指令，基本上就還能進行正常的吞嚥。
c. 雙側中風，如果兩側都受損，就無法正常發出指令，吞嚥動作會受損（假性延髓麻痺）。
d. 延髓中風，即使只有單側受損，但由於無法正常發出指令，吞嚥動作會受損（延髓麻痺）。

②不要以第一印象進行判斷！

皮質性血管型失智症的患者，因腦部掌管運動（運動區）或掌管語言（語言區）的部位受損引發失語或偏癱時，從外表上看就會像是有重度障礙。不過，別說是單側中風，即使是雙側，只要在食物質地上加以調整，有時並不會有嚴重的誤嚥，出乎意料地能夠順利進食（圖7）。

與皮質性血管型失智症相反，下面會說明的皮質下血管型失智症（subcortical vascular dementia）患者，從他們身上不太會看到手腳無力的現象，若只看外表容易被認為是輕症，但有時卻會觀察到重度的誤嚥。**在提供血管型失智症患者進食支援時，千萬不要被患者外表上重症的程度給騙了。**

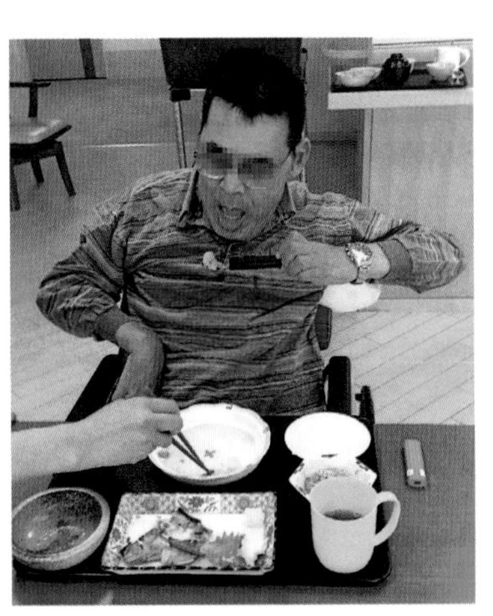

圖7 ｜ **皮質性血管型失智症患者**

有雙側中風的病史，左右上肢都有無力的現象，還有失語（左側無力爲輕度）。因此，從外表上看來或許給人重度的印象，攝取水分時也需要添加增稠劑，但吞嚥功能相對良好。

重度的程度與吞嚥功能　CASE STUDY

我負責的患者中有位發生過3次腦梗塞、現在只靠胃造口攝取營養，被診斷為血管型失智症的77歲男性。雖然詢問患者本人是否希望由口進食時，他無法說話，但問他「想吃東西嗎？」的時候，有點頭的動作。家屬也希望患者能「由口進食」，但因為他的手腳有重度攣縮（contracture，肌肉萎縮無法活動的狀態），所以一直被認為「有重度後遺症，很難再由口進食」。於是，為了實際確認患者的吞嚥功能，我為他進行了吞嚥功能檢查，發現如果是凍狀食或加了增稠劑的水，就能沒有誤嚥、安全吞嚥。

這位患者讓我再次認識到，即使因中風引發的肢體無力讓人感覺是重症，但有時這與吞嚥的能力並不一致。

③皮質性血管型失智症的吞嚥復健重點

因中風導致無力的症狀有個別差異，因此針對不同的運動障礙進行不同的復健是吞嚥復健的重點。此外，如果是假性延髓麻痺，也需要針對誤嚥的對應策略。關於誤嚥將在第3篇（p.83～）裡解說，請先參考相關的部分再進行吞嚥復健。

關於假性延髓麻痺，日本也出版過許多相關書籍，可以作為參考[4]。不過，**千萬不能忘記，皮質性血管型「失智症」患者，不會只有假性延髓麻痺此一單一現象，他們也同時是「因失智有溝通表達困難，難以恢復的慢性期患者」**。記得不要只直接使用中風恢復期假性延髓麻痺的吞嚥復健，而應有所取捨，選出符合患者特徵的復健項目。

2）皮質下血管型失智症

有人說皮質下血管型失智症，才是血管型失智症真正的樣貌。因為受損部位不是大腦外側的大腦皮質，而是大腦皮質內側的白質或大腦基底核，所以稱為皮質「下」（圖8）。皮質下發生病變的原因，大致可分為小洞性梗塞和賓斯旺格症（白質病變）[5]。

①小洞性梗塞

小洞性梗塞是指發生在皮質下直徑15mm以下的微小腦梗塞（圖9）。發生時不會大發作，而是有輕度運動麻痺或發麻的感覺，但就算發作，有時也不太會引發明顯的無力*6。

小洞性梗塞的原因首先就是高血壓。大腦中的細小血管（穿通枝〔perforating branch〕）*7 因高血壓發生動脈硬化，血管脆化堵塞，就形成了小洞性梗塞。

＊6 大家應該都聽過這樣的例子吧？「沒有肢體無力，但從腦部MRI發現有零散幾處與年齡相符的微小腦梗塞」，這種「微小腦梗塞」，就是小洞性梗塞。

＊7 穿通枝是從主要腦動脈分支出來，把氧氣和營養送進大腦深處，直徑100～300μm左右的細小血管。分布於基底核、白質、視丘、橋腦等處。

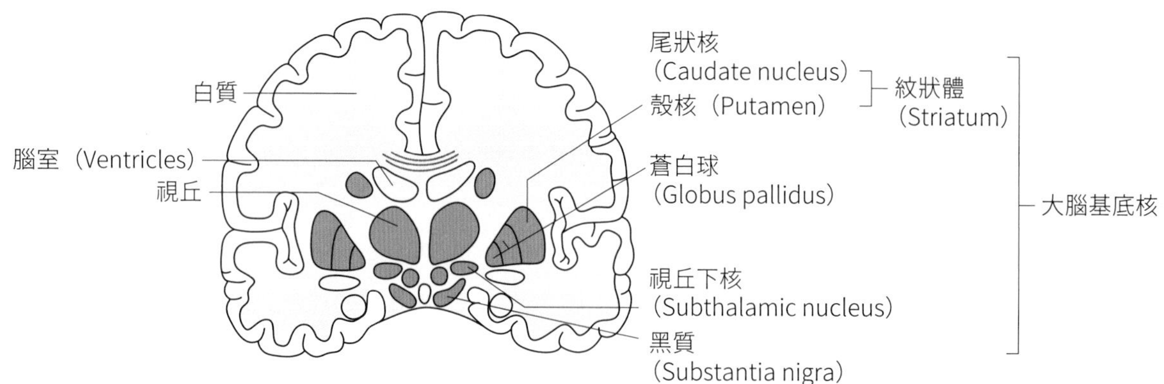

圖8｜白質與大腦基底核（冠狀剖面圖）

位於大腦皮質下（內側）。這裡受損才是血管型失智症的真正樣貌。

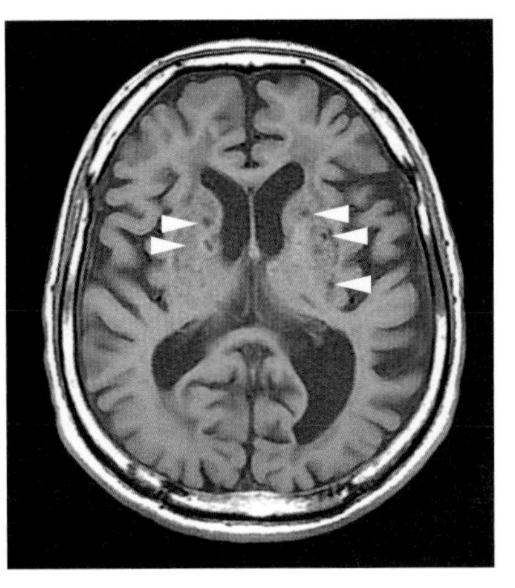

圖 9 ｜**小洞性梗塞的 MRI 影像**

在大腦基底核觀察到好幾個微小腦梗塞（箭頭處）。

正如前面所說，小洞性梗塞有時發作時並無症狀，患者和家屬經常都沒有自覺，因為沒有拍攝腦部CT或MRI，所以也沒有被診斷出來。

因此在臨床上，**即使沒有明確的腦梗塞病史，若遇到有高血壓的高齡者，進行照護時最好提醒自己「患者或許有小洞性梗塞」**。

②賓斯旺格症（白質病變）

賓斯旺格症因為不被分類為中風，有點讓人抓不住重點，因此一直都不太引人注意。

賓斯旺格症是指因大腦血流障礙，導致位於大腦皮質內側白質（圖8、10）[*8]部位的神經纖維發生病變，使大腦整體活動能力降低，呈現失智症狀。位於白質的神經纖維病變，在拍攝MRI時會清楚顯現（圖11），**檢查結果通常會寫成「白質病變」或「腦部缺血性病變」**。

＊8 位於大腦皮質、大腦基底核和視丘，神經細胞本體多的地方，稱為「灰質」（gray matter）；位於大腦皮質內側，神經纖維多的地方，則稱為「白質」。

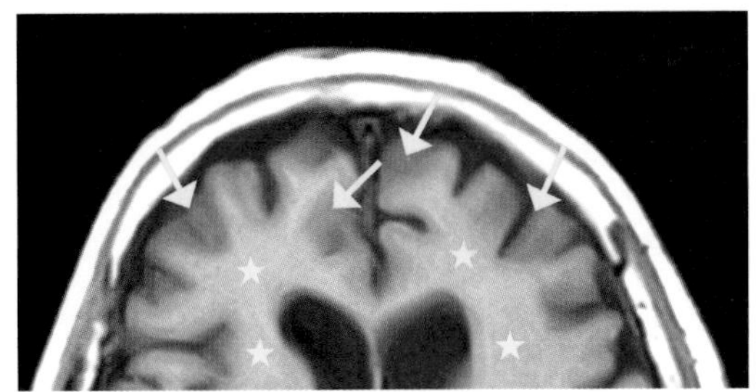

圖 10 ｜**灰質與白質（額葉）**

外側看起來呈灰色的地方是灰質（→），內側看起來呈白色的地方是白質（☆）。

白質多神經纖維，而不是神經細胞核。

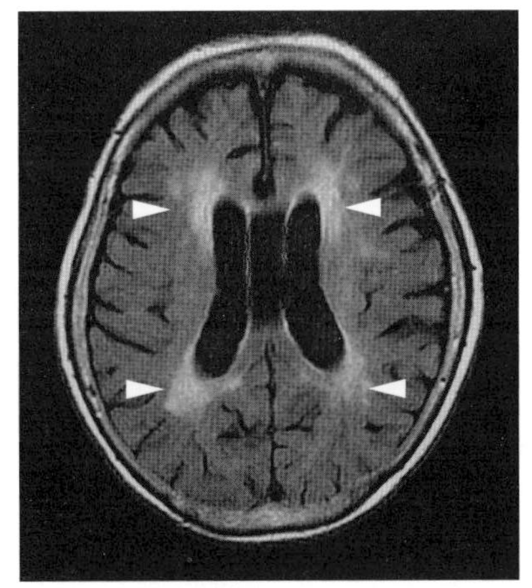

圖 11 ｜**白質病變**

腦室周圍的白質觀察到退化（箭頭處）。

不過，也不是「白質病變＝賓斯旺格症」這麼單純。白質病變的患者中，也有未呈現失智症狀的高齡者，另外也有阿茲海默型失智症的患者。當有白質病變，且觀察到有血管型失智症症狀時，賓斯旺格症才會成為診斷的選項之一。

更麻煩的是，即使從MRI觀察到有重度的白質病變，也有血管型失智症的症狀，有時醫師仍不會冠上賓斯旺格症的病名[*9]。但就算沒有賓斯旺格症的診斷名，也要學會懷疑是否可能有白質病變或因白質病變導致的血管型失智症。

＊9 診斷有時會只寫「血管型失智症」，或甚至單純只寫成「失智症」。甚至還有即使有賓斯旺格症症狀，卻被診斷（誤診？）為「阿茲海默型失智症」的案例，所以必須特別注意。

白質病變的主因一般認為是高血壓、動脈硬化或是老化。在臨床上**看到有高血壓、糖尿病或高血脂病史的高齡者（大約70歲之後）**，就算沒有賓斯旺格症或血管型失智症這類的診斷名，**在評估時先抱持「或許有白質病變、或許有血管型失智症的可能」是更保險的作法**。

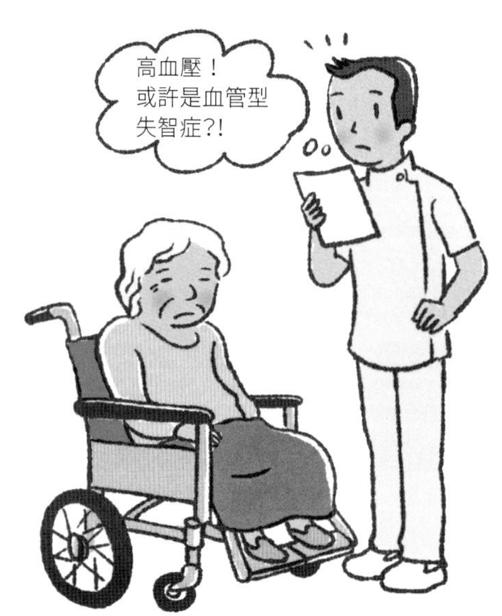

高齡再加上若有高血壓、糖尿病或高血脂，要考慮是否有血管型失智症的可能。

③皮質下血管型失智症的症狀——注意誤嚥！

有些書上會寫「血管型失智症是非進行性的，但在每次中風時會階段性地惡化」，這個病程特徵適用於皮質性血管型失智症，卻不適用於皮質下血管型失智症。因為也有小洞性梗塞所引發的失智症患者是每當小洞性梗塞發生時，認知功能就會變差，但發生小洞性梗塞時經常不會被察覺，所以就臨床印象來說，很容易解讀成是「沒有任何頭緒地逐漸惡化」。此外，賓斯旺格症（白質病變）也是白質逐漸退化，所以症狀上是呈現進行性。從這層意義上來說，在臨床上血管型失智症也可視為是「進行性」的[6)]。

在皮質性血管型失智症患者身上常看到的麻痺等症狀，在皮質下腦血管型失智症患者身上不太明顯，但**會觀察到步態障礙、姿勢平衡障礙這類與路易氏體型失智症相似的症狀**

（基底核症狀、帕金森氏症候群）。因此，也有患者被診斷為「血管性帕金森氏症候群」（Vascular parkinsonism）。一提到與路易氏體型失智症相似，或許有人已經馬上理解，這表示皮質下血管型失智症和路易氏體型失智症一樣，也很常觀察到誤嚥等的吞嚥障礙。而且第一眼對這些患者的印象也一樣，比起坐立難安、東張西望的阿茲海默型失智症，皮質下血管型失智症與總在發呆的路易氏體型失智症更為類似。除此之外，憂鬱傾向與情緒失控（emotional incontinence）[*10]的比例高也是特徵之一。

＊10 情緒失控是指即使是很小的刺激，也會大哭或非常生氣。

在考慮皮質下血管型失智症的進食支援時，最重要的一點是，它**和路易氏體型失智症一樣是「會誤嚥的失智症」**[7)]。針對誤嚥的處理方式，請參照第3篇（p.83～）。

或許是血管型失智症

CASE STUDY

有一位被診斷為阿茲海默型失智症的 81 歲女性患者，因為半年內反覆發生 3 次吸入性肺炎，家屬希望能檢查患者的吞嚥功能，於是我前往這位患者住院的醫院進行診視。從身體功能來看，雖然走路有困難，但可以採取坐姿，也能在部分協助下正常用餐。從認知功能上來看，雖然無法用語言表達，但似乎大致上能理解我們說的話。

用餐時，患者勉強能不嗆咳地吃下添加增稠劑的攪打食，但喝加了增稠劑的茶時，雖然沒有嚴重的嗆咳，喉嚨卻開始發出咕嚕嚕的聲音。此時用吞嚥內視鏡檢查喉嚨，發現不只是增稠的茶，連攪打食也都流進氣管裡，有相當的誤嚥量。我一邊想：「這種吞嚥狀況一定會反覆發生吸入性肺炎吧！要怎樣才能減少肺炎呢……」，一邊重新觀察患者，發覺她與典型的阿茲海默型失智患者有點不一樣。

她看起來一直在發呆，絲毫沒有坐立難安、左顧右盼的樣子。而且若按阿茲海默型失智症的狀況，她的吞嚥功能與身體功能相比實在太差。我心想「該不會是……」，看了住院時拍攝的腦部 MRI 後發現，患者有重度的白質病變與小洞性梗塞。當然（？），也有在服用高血壓藥物。病歷上的病名雖然只有寫阿茲海默型失智症，但恐怕也有合併血管型失智症，所以吞嚥功能才會有這麼顯著的衰退。這位患者並不適合進行吞嚥訓練，且餐點就算進行比現在更多的調整，恐怕也無法減少誤嚥，所以在照護方針上，我請照顧者要澈底進行口腔護理，並在餐後一段時間後進行拍痰。後來，肺炎的頻率雖然沒有變成零，但減少到一年只有一、兩次而已。

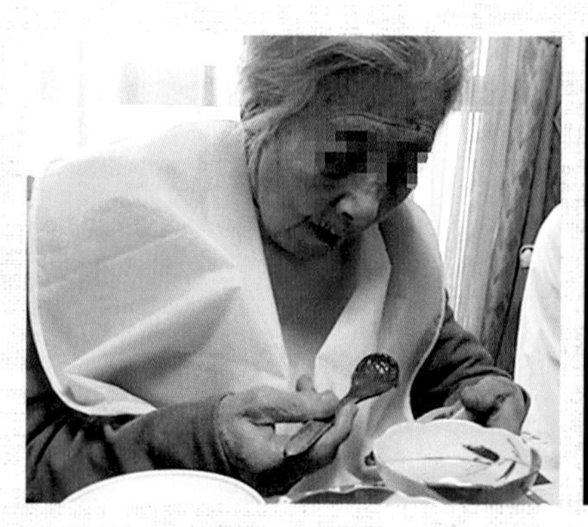
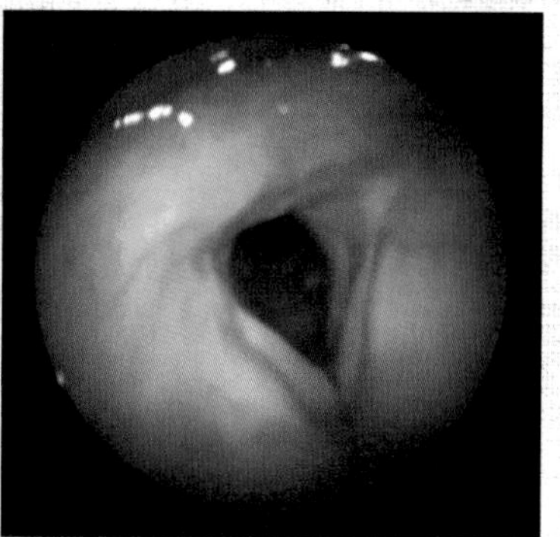

被診斷為阿茲海默型失智症的患者

左：用餐的情景

右：吞嚥內視鏡觀察的結果，吞液體有靜默式吸入。

正如前面提到，皮質下血管型失智症的名字因為經常都沒有出現在診斷中，所以**照顧者必須時時提醒自己「或許是血管型失智症？」**。當然，就算發覺是血管型失智症也不代表就能治癒，但對預後的預估或在決定照護方法時是非常有用的。

3）局部病變型血管型失智症

在與認知功能緊密相關的大腦部位（角腦迴、視丘、前腦基底部等）發生單一部位血管病變而引發的血管型失智症。症狀各種各樣，因部位而異，包括有記憶障礙、無情感、嗜睡等。與這些症狀同時，在進食行為上也會出現障礙，但發生吞嚥功能障礙（誤嚥等）的比例卻不多。

3 是哪一種類型的血管型失智症？—照護的重點

退化性失智症隨著病情惡化，吞嚥照護的重點也會跟著改變，以血管型失智症來說，重點就是要釐清是哪一種類型的血管型失智症，尤其要辨別到底是「皮質性」還是「皮質下」。總之，就是要搞清楚是腦部表層（皮質）受損了，還是接近腦部中心的部位（皮質下）受損了。

說得極端一點，**皮質性血管型失智症**給人的印象是**「有肢體無力或高階腦功能障礙，但只要經由調整，經常都還能進食」**，而**皮質下血管型失智症**則是**「吞嚥功能比外表看起來更差，有時會發生嚴重的誤嚥」**。當然，有時兩者也無法區分得那麼清楚，合併發生的情況也很多，但在一開始要決定照護方向時，若能預想是哪一種類型，會更容易確立照護方針[*11]。

＊11 最初定下的方向也不一定絕對正確，還是必須隨著照護的進程進行修正。

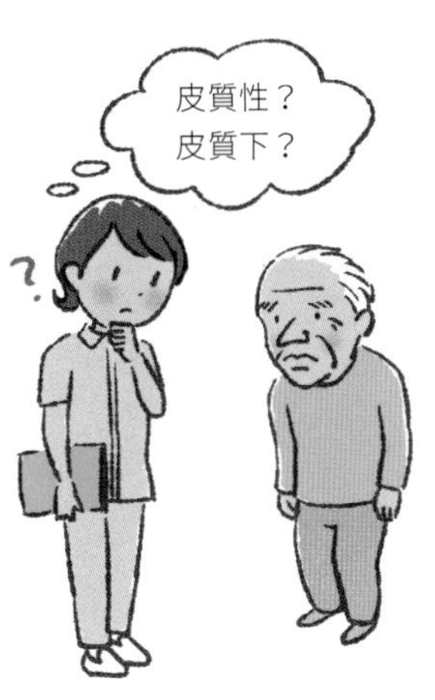

看到血管型失智症患者時，要思考是皮質性或皮質下受損（也可能兩者都有）。

懷疑是「皮質性」血管型失智症	懷疑是「皮質下」血管型失智症
①有數次腦梗塞或腦出血病史 ②從 CT 或 MRI 觀察到皮質裡有數個腦梗塞、腦出血的痕跡 ③有失語症等高階腦功能障礙 ④有肢體無力 等	①有小洞性梗塞、賓斯旺格症、血管性帕金森氏症候群的診斷名稱 ②從 CT 或 MRI 觀察到皮質下有腦梗塞、腦出血，或是檢查報告中有提及「白質病變」、「腦部缺血性病變」 ③有帕金森氏症候群 ④高齡且有高血壓、糖尿病或高血脂病史 等
↓	
外表上看起來雖然是重度，但吞嚥障礙的重症程度不一，透過進食支援就能夠進食的案例很多。	外表上看起來雖然是輕度，但其中也有些會出現重度的吞嚥障礙，靜默式吸入的案例也多。

圖 12 ｜ 皮質性或皮質下的辨別重點

圖12辨別皮質性血管型失智症和皮質下血管型失智症的重點歸納。並不是只用這些特徵就能確定診斷，但在決定一開始的照護方向上是非常有幫助的。

*　　*　　*

血管型失智症因為歷史上的原因，一直都和阿茲海默型失智症、中風後的高階腦功能障礙被混為一談。再加上因受損部位不同所出現的症狀也各不相同，讓人感覺是一種「摸不著頭緒的失智症」。並且，常與其他失智症合併發生或許也是引起混亂的原因之一。但是，在飲食和吞嚥照護上，**若能以本書提出的「皮質性」或「皮質下」來區分，在剛開始照護時應該會容易許多**。請不要只籠統地解讀是「血管型失智症」，**要分析並觀察症狀，並在照護時運用**。

参考文献

1）小阪憲司．“レビー小体型認知症は三大認知症の１つ”．知っていますか？レビー小体型認知症．大阪，メディカ出版，2009, 14-5.

2）野原幹司．認知症の病型別（原因疾患別）の摂食・嚥下障害の特徴とアプローチ：血管性認知症．地域リハ．7，2012，458-62.

3）目黒謙一．第１部概念 第２章血管性認知症の概念．血管性認知症：遂行機能と社会適応能力の障害．東京，ワールドプランニング，2008，20-32.

4）藤島一郎ほか．脳卒中の摂食嚥下障害．第３版．東京，医歯薬出版，2017.

5）長田乾．血管性認知症の理解と対応の実際：認知症最前線．MB Med Reha．127，2011，13-23.

6）伊井裕一郎ほか．大脳白質病変を伴う認知症の考え方．老年精神医学雑誌．27（12），2016，1302-9.

7）澁谷誠二ほか．血管性痴呆高齢患者の治療薬と肺炎発生：silent aspirationの関与の有無．神経治療学．18（4），2001，395-9.

第4章 額顳葉型失智症 「不利照護」的失智症

額顳葉型失智症（frontotemporal dementia, FTD）與阿茲海默型失智症、路易氏體型失智症，同樣分類為退化性失智症，顧名思義，主要是額葉[*1]和顳葉[*2]（圖1）受損所引發的失智症（圖2）。在四大失智症中患者人數最少，日本的病例數推測約為12,000人。在臨床上，額顳葉型失智症是涵蓋在額顳葉退化症（frontotemporal lobar degeneration, FTLD）的族群裡（圖3）（這兩者名稱非常相似，真是麻煩啊！），額顳葉退化症中，還有名為語意型失智症（semantic dementia, SD）、漸進式非流暢型失語症（progressive non-fluent aphasia, PNFA）的類型，但在此以患者人數較多的額顳葉型失智症（FTD）為主進行解說。

＊1 額葉是思考、主動性(動力)、感情、性格、理性等的中心，也稱為「大腦的指揮塔」。

＊2 顳葉是掌管聽覺、嗅覺、情緒、感情等。此外，也與語言、記憶有關。

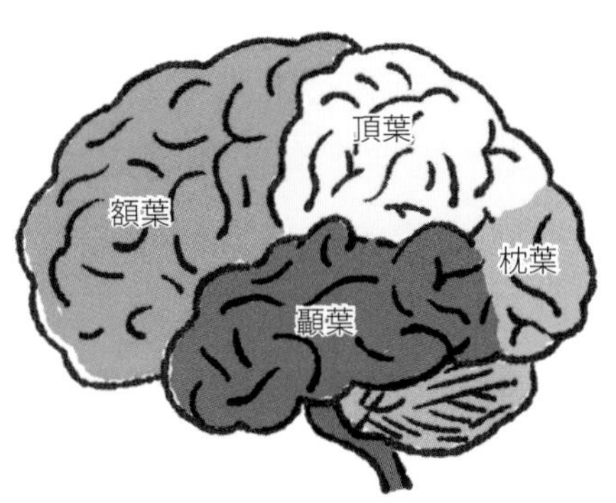

圖1｜額葉與顳葉的位置

顧名思義，位於大腦的前側與旁側。

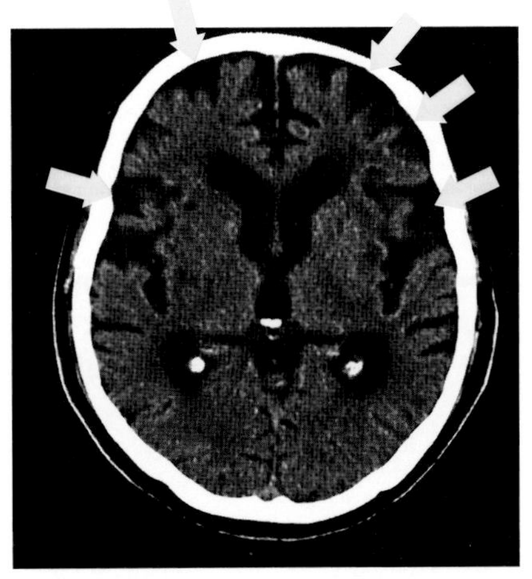

圖2｜額顳葉型失智症的CT影像

觀察到以額葉爲主的大腦萎縮〔黑色間隙（箭頭處）增加〕。

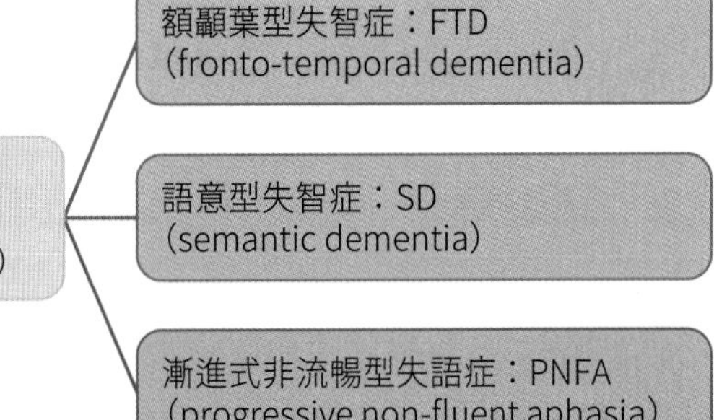

圖3｜額顳葉退化症的臨床分類

額葉和顳葉退化的疾病大致分成三種，其中之一爲額顳葉型失智症。

額顳葉型失智症在臨床上要注意的是，通常發作的年紀都比較年輕。雖很難嚴密地劃分出一條界線，但70歲以上發作的案例並不多。64歲以下發作的失智症稱為早發性失智症（early-onset dementia），一般來說早發性失智症中最多的是阿茲海默型失智症，其次就是額顳葉型失智症。人數意想不到地多，甚至有研究指出占到早發性失智症的20%。一般認為額顳葉型失智症病例數不多、較為稀有，但唯獨在早發性失智症中得另當別論，**遇到較年輕就出現的失智症患者時，必須時時懷疑「或許是額顳葉型？」**[*3]

遇到早發性失智症時 CASE STUDY

「失智症＝阿茲海默型失智症」的觀念似乎太過氾濫，在我的臨床經驗上也遇過同樣的事。一位來看診的64歲女性患者，自稱是「早發性阿茲海默型失智症」，但因為觀察到她有一些固著行為（stereotyped behavior）、失控行為（disinhibition）、進食行為的異常（後述），覺得有點奇怪，後續進行精密檢查才確認「果然是額顳葉型失智症」。

在阿茲海默型失智症初期會觀察到的記憶力障礙，在額顳葉型失智症患者身上會比較輕微，也還保有空間認知功能，所以不太會有迷路等狀況發生。也不會像路易氏體型失智症一樣，出現認知功能波動、視幻覺、快速動眼期睡眠行為障礙這類的症狀[*4]。較為**顯著的變化是，人格改變、行為障礙（behavioral disorders）和語言障礙**。人格改變、行為障礙是指失去節制、不在意周圍眼光、變得我行我素。此外，會出現**強烈堅持、反覆做同一件事**的行為，在語言障礙方面，會無法理解別人說的話，以及語言的流暢度變差等，**呈現各種各樣的症狀**。

＊3 與阿茲海默型或路易氏體型相比，額顳葉型失智症的患者人數極少，特徵也完全不同，因此若是遇上不熟悉額顳葉型的醫師，即使後續仍會追蹤患者，但有時甚至沒有做出是「失智症」的診斷。

＊4 有時在部分的特殊型態中，也會觀察到帕金森氏症候群。

1 額顳葉型失智症的核心特徵

額顳葉型失智症也有核心特徵。以下舉出五項核心特徵，**在臨床診斷上，五項特徵全都符合是必要條件**。

①潛在發病與進行緩慢

這是所有退化性失智症的共同特徵，不會突然發病，而是慢慢地發病，症狀慢慢地惡化，平均要10年才會惡化到臥床的狀態。吞嚥功能在剛開始時也沒問題，要到**臥床後誤嚥**

才開始增加。

②維持人際關係的能力從早期就開始變差

變得不在乎別人的想法，缺乏禮貌和常識，有時甚至會毫不猶豫地出現反（非）社會行為[*5]。用餐時間也不會配合他人，**只要自己不想吃就絕對不吃**。給人不融入團體行動、團體生活的印象。

＊5 經常看到的像是順手牽羊、性騷擾等。

③行為控制從早期就開始出現障礙

自己想到什麼就做什麼，無法控制。模仿眼前的動作（**模仿行為**）也是特徵，或是你數「1、2、3、4」時，他就會「5、6、7……」地繼續數下去。不去思考別人對他說的話是什麼意思，而是直接模仿自己聽到的話（**鸚鵡式仿說，echolalia**），這也是非常具特徵的觀察結果。在用餐時經常遇到的狀況是，照護者為了催促患者吞嚥要求他「趕快吞」，但患者也只會像鸚鵡般覆述「趕快吞」這句話而已。

即使是別人的餐點，只要患者覺得「想吃」，就會無法控制地直接轉換成行動，所以在醫院或機構的團體生活中經常會引發糾紛。但即使已引起糾紛，就像在第②點中所說的，因為維持人際關係的能力變差，所以**就算提醒他，也毫不在意地反覆同樣的行為**。

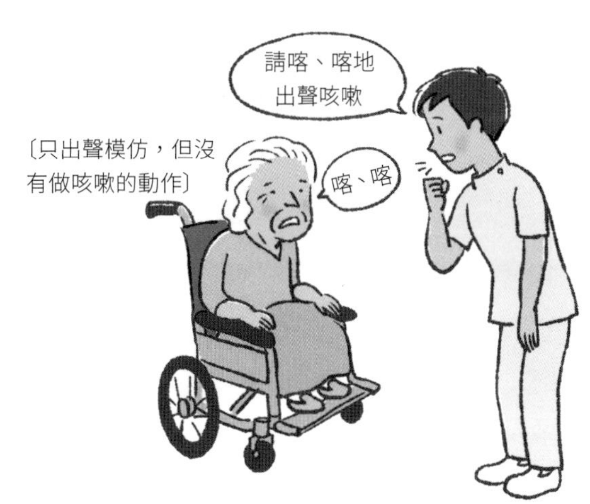

用口語請患者咳嗽，但有時對方也只是像鸚鵡般重複你說的話而已。

④從早期開始感情就變得遲鈍

這是在阿茲海默型失智症惡化後也觀察得到的症狀，但額顳葉型失智症會從早期就開始缺乏情緒反應，並發展到對事物失去興趣、喪失主動性。即使和他們說話，也不會和你有眼神的交會。**用餐時也有面無表情、默默進食的傾向**。

⑤從早期開始就喪失病識感

額顳葉型失智症的患者，無法客觀地審視自己，**完全沒有認知到自己做得不好，或是對自己奇怪的行為舉止完全沒有自覺**。

＊　＊　＊

因額葉和顳葉萎縮觀察到的「隨額葉、顳葉機能衰退而出現的症狀」，再加上「因額葉導致行為失控[*6]（失去節制）而引發的症狀」，都是額顳葉型失智症的特徵。如果進一步細分，第④、⑤點是因額葉、顳葉機能衰退而出現的症狀，第②、③點則是因額葉導致行為失控所引發的症狀。

＊6 額葉是理性的中心，會判斷立場和狀況等，以控制感情與行動。

2 額顳葉型失智症的伴隨性特徵

伴隨性特徵也同樣有「隨額葉、顳葉機能衰退而出現的症狀」與「因額葉導致行為失控（失去節制）而引發的症狀」，觀察到的結果非常各種各樣，這裡只解說關於飲食方面最具代表性的伴隨性特徵。

①個人衛生、儀容障礙

會出現不在意自身衣物髒污，及對吃飯時有食物從嘴邊掉落毫不在意的這類症狀（圖4）。有時從餐桌掉到地上的食物甚至毫不介意地就直接吃進嘴裡，**不考慮乾不乾淨，對「現在、眼前想做的事、在意的事」，有付諸實際行動的傾向。**

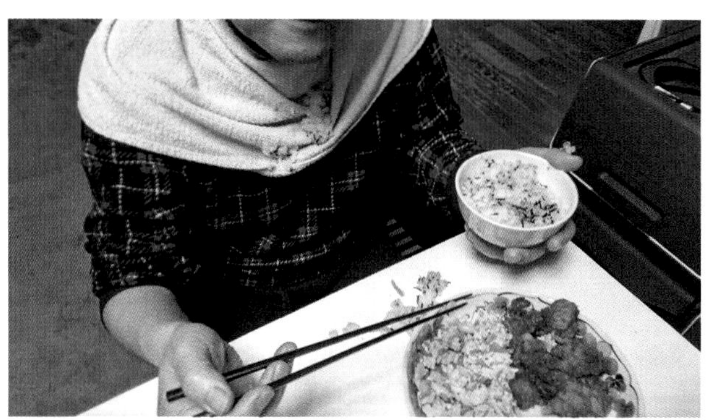

圖 4 ｜個人衛生、儀容障礙

可以看到用餐時從嘴邊掉落的大量食物，但患者本人絲毫不介意地繼續用餐。

②精神上固執、缺乏彈性

這種症狀在生活中會變成「堅持」表現出來。想讓患者做和以往的習慣不同的事時，他們會強烈拒絕，或是生氣[*7]。具體來說，例如在醫院或機構裡用餐的地方（位子）改變他們就會生氣等，非常害怕新環境或從未經驗過的工作等等。「你看起來感覺有點無聊哦，不如我們出去外面走走，轉換一下心情」，這種事對額顳葉型失智症的患者來說，是門檻非常高的。在進行照護時要知道，後面會提及的**反覆性行為（perseveration）與固著行為（重複同樣的行為），對患者來說**

＊7「易怒」是額顳葉型失智症的特徵之一，但與其說他們容易生氣，不如說是他們很堅持、執著，所以才容易發展為易怒。當他們的堅持被否定、抑制時，就容易轉化成憤怒顯現出來。

是能讓他們情緒穩定的事。

③注意力容易渙散、無法持續集中精神

在用餐場景中會觀察到額顳葉型失智症患者突然停止用餐，然後不知道跑到哪裡去；或即使在用餐中，但會隨著音樂或電視開始唱歌等的行為。當有外來的刺激時，就無法把注意力放在餐點上，只要有事引起注意，就會馬上被吸引過去，所以**必須要讓患者在安靜的環境裡用餐**（圖5）。

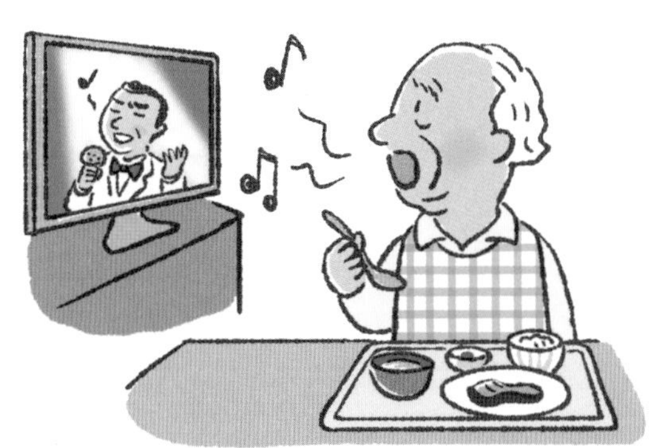

因爲容易受刺激（容易被影響），所以一有事吸引他的注意力，就很容易不顧周遭狀況、只做自己想做的事。

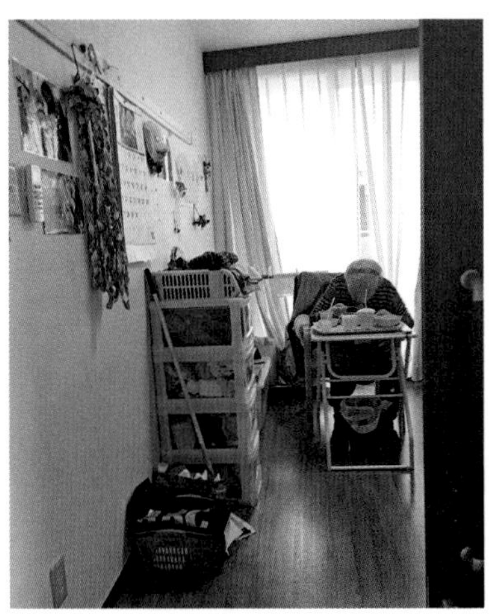

圖5｜在房間裡用餐

因爲會受外界刺激的影響而無法用餐，所以不在機構的餐廳裡，而是在安靜的房間裡用餐。

④口腔期傾向與飲食口味變化

所謂的口腔期傾向是指，只要是拿到手裡的東西，不管什麼都往嘴裡放的行為（圖6）。阿茲海默型失智症也會觀察到這個症狀，但在額顳葉型失智症裡是很常見的症狀[1)]。因為**連不是食物的東西也都會往嘴裡放**，所以也可能發展成異食癖（吃不是食物的東西）或引起窒息，所以**必須特別注意**。

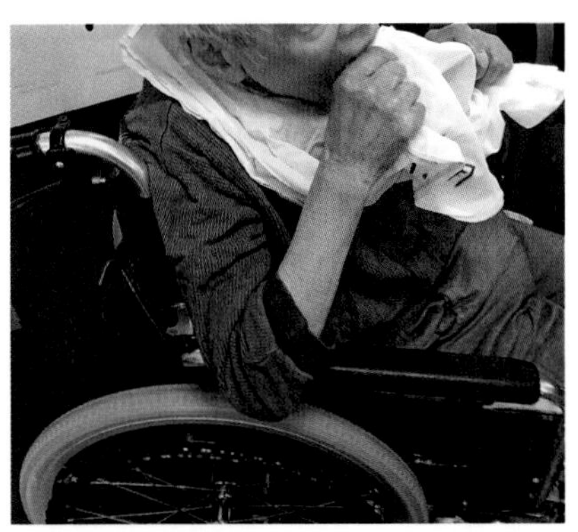

圖6｜口腔期傾向

一穿上用餐的圍兜後，手就抓著圍兜送進了嘴裡。

也有些患者的飲食口味會發生變化。不是單純的「喜好變了」，而是會觀察到**只吃喜歡的口味**這類極端的改變[2)]。尤其喜歡重口味的食物，其中又以喜歡甜食居多。結果就變成不吃甜食以外的食物，這對合併有糖尿病的患者，會是更為嚴重的問題。

因為缺乏節制，所以當患者有「想吃」的心情時，常常都會以超過自己咀嚼、吞嚥功能能力的速度，**一直把食物往嘴裡塞，因此導致誤嚥、窒息**的案例也很常見[3) *8]。

＊8 在我的經驗中，也曾遇過有在診察時，因為看到患者能一口接一口進食，就做出「吞嚥功能沒有問題」的診斷。但實際上患者進食的時候速度異常地快，因而發生誤嚥，最後導致肺炎。

⑤反覆性行為與固著行為

是指一直在同一個地方走來走去、一直敲桌子這類相同行為一直重複的情況（圖7）。**若到了用餐時間還是繼續這些行為**，就會變成「不吃飯」的進食行為障礙。

如果有對時間軸的固著行為，就是所謂的「時刻表生活」。意思是每天會在固定的時間起床、散步、用餐、吃點心等，所有行動都按表操課。有這種情況時，因為患者還願意好好吃飯，某種程度上對照護者來說也算是幫了大忙，但有時還是會發生如果在固定時間餐點還沒準備好，患者就會大發雷霆的狀況。

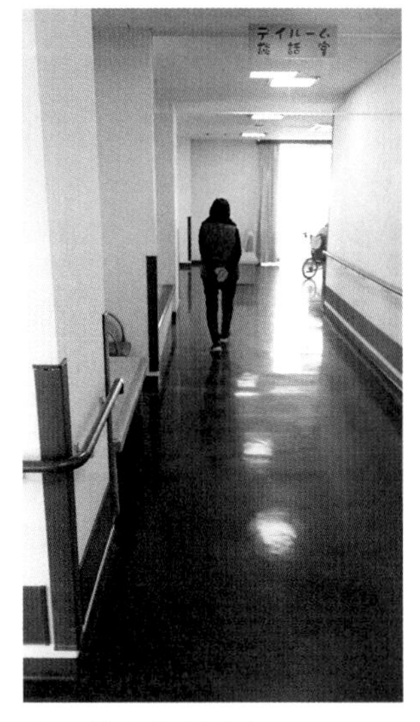

圖 7 ｜固著行為的案例

這位患者的固著行爲就是，每到早上十點就會在機構裡固定的地方走上三圈。

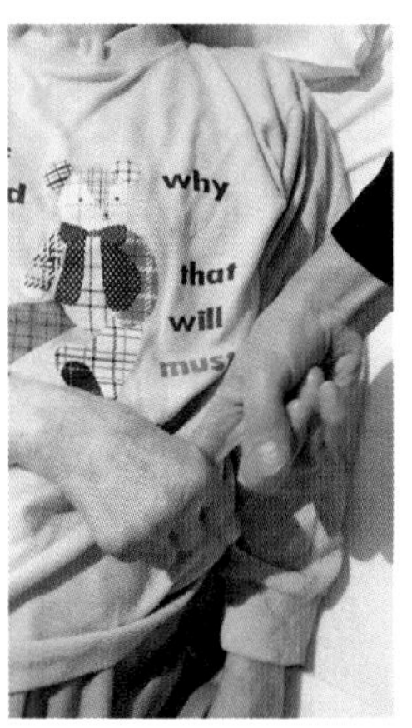

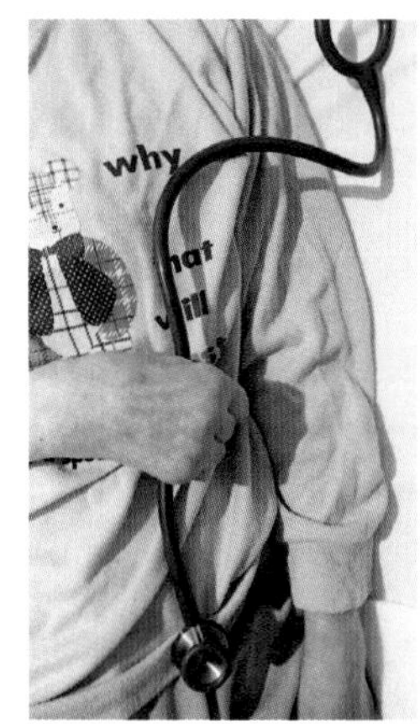

圖 8 ｜利用行為的案例

這位患者的狀況是，只要是拿到眼前的東西，總之都先握在手裡。

⑥利用行為

利用行為（utilization behavior）是指**想抓眼前的東西來用的行為**（圖8）。在阿茲海默型失智症裡也會觀察到這個症狀，在飲食上如果出現這個症狀，就無法做到「三角吃法（主食和配菜輪流吃）」，會先把眼前盤裡的菜吃光，才移動到下一道菜，呈現出要一道接著一道按照順序吃完的行為。不過，這在健康上並不會構成什麼大問題，所以也沒必要制止這樣的行為。

利用行為是反映出額葉受損的重要觀察，所以如果遇到「額葉機能可能有點問題」的患者時，請確認他是否有利用行為。如果患者出現會抓住眼前病床的護欄，或是你將手伸到患者面前時會來握你的手，或是抓住出現在他眼前的聽診器想拿走等行為，不妨從「有利用行為＝或許額葉有受損」的角度思考看看。

3 額顳葉型失智症的障礙與進食支援

如同之前所說，額顳葉型失智症在飲食上的障礙，很多都是因為額葉受損失去控制力引起的。因為「失去控制力」是根本的原因，所以就算進行針對控制力的照護或復健，成果往往也不如預期。持續進行進展不如預期的照護或復健，無論對患者或是對照顧者都會成為壓力。因此，對**額顳葉型失智症的進食支援，基本的概念就是，就算有症狀也不要覺得「一定得設法做些什麼！」，而是要接受現況**。例如，即使用餐時食物會從嘴邊掉落或嗆咳，不試圖透過照護或復健來減少這些狀況，而是「只要不會營養不良或引發肺炎就好」，這樣去理解並接受，或許才是最好的方法*9。

額顳葉型失智症的進食支援方法，對有同樣額葉症狀（後述）的疾病*10也一樣有效。有額葉症狀的高齡者意想不到地多，所以請記得可以應用這裡介紹的方法，提供患者沒有壓力的進食支援。

*9 不進行照護或復健，僅只理解並接受，或許會讓家屬或照顧者有一種「無法為患者做任何事」或是「這樣是不是有點棄患者不顧？」的心情，這種時候請從「介入反而會造成彼此壓力」的角度想想。

*10 進行性上眼神經核麻痺症（progressive supranuclear palsy, PSP）、從大腦前側萎縮嚴重的阿茲海默型失智症、範圍包括額葉的腦中風等。

1）進食行為障礙

①進食速度太快

有些額顳葉型失智症的患者，進食速度異常地快。雖也有可能是因為過去飲食習慣的影響，但一般認為是由於額葉失去控制力，導致患者變得無法控制「想吃」的欲望。

在中風導致的吞嚥障礙文獻中，針對進食速度快的患者建議的方法多半是「改用較小的湯匙以減少一口的量」或「出聲提醒患者慢慢吃」。當然也有靠這些方法就成功的案例，所以還是可以嘗試[4)]。不過，在額顳葉型失智症患者的身上，往往「想吃」的欲望會大獲全勝，所以這種方法常常不太管用。即使換成小湯匙，他們也可能乾脆不用湯匙，直接以碗就口整碗吞食（圖9）；即使出聲提醒，他們也可能充耳不聞、視而不見，想盡辦法躲開照護者的一切介入，繼續吃得飛快。如果還是想制止他們，有時他們就會開始大發雷霆。

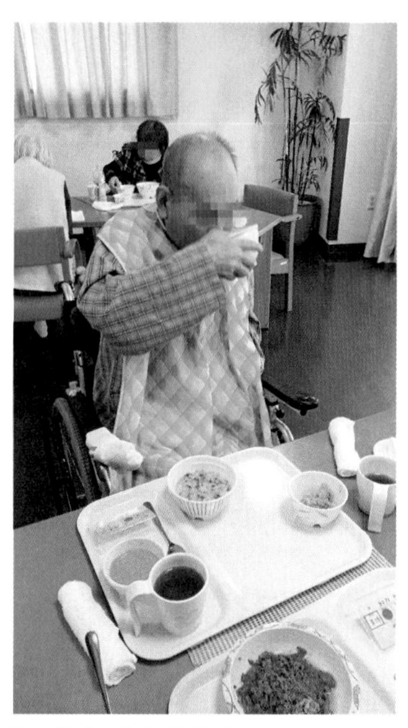

圖 9｜直接從碗吃的患者

雖然遞給患者小湯匙，但似乎還是不滿意，最後乾脆直接把碗拿起來吃。
就算出聲提醒他慢慢吃，也像是完全沒聽到一樣。

面對這種患者的**基本原則就是，只要不造成窒息，容許他們吃快一點也沒關係**。餐點一口的份量太多會有窒息的危險，但**若是剁碎餐，就可能避免窒息**。如果用盡各種方法，甚至把食物質地降到剁碎餐等級（偶爾有些患者在這個部分會讓照顧者大費周章……），剩下能做的就是在旁靜靜守護了。

因為進食速度太快而誤嚥時，只要沒有變成肺炎，就容忍一下吧。額顳葉型失智症的患者多半都比較年輕，可以大力咳嗽，所以即使誤嚥也不太會變成肺炎。嗆咳或許會讓患者痛苦，但被要求進食速度更容易讓患者感到痛苦，所以**「就算嗆咳，只要不變成肺炎就好」的結論非常重要**。

不過，也是有些患者會因為吃太快而引發吸入性肺炎。這種時候的方法可以有①出聲提醒以減少誤嚥，②降低誤嚥以外的疾病侵襲、增強抵抗力，③如果肺炎的頻率低（一年一次左右）就不計較，④若判斷已接近終末期，就向家屬說明，進入臨終照護的階段等。可視整體平衡選擇適合的作法。

②只吃甜食

飲食口味的改變是在額顳葉型失智症患者身上常見的症狀，有時不只是口味改變，甚至會變得極度偏食[2)]。例如持續吃某樣食物，或是只吃某種味道的食物等，是非常澈底的偏食。

強烈的堅持 CASE STUDY

我曾遇過一位患者，每天散步的路線上有好幾台自動販賣機，他會從所有的販賣機買同一款含糖果汁，並在散步途中全部喝掉，重複這個時刻表般生活的結果讓他曾因高血糖被送往急診。雖然這位患者是個特例，但這個個案顯示出額顳葉型失智症的堅持、固著往往就是強烈到這種程度。

如果像這位患者一樣變成只吃甜食，在對應策略上**最重要的是要把觀念切換成用甜食來取得均衡的營養**。在討論阿茲海默型失智症的部分也解說過（p.30），如果對認知功能衰退的患者說「討厭的東西也要吃！」當然是聽不進去。更別說額顳葉型失智症患者的堅持非同小可。如果提供不合他們口味的食物，他們要不就不吃，要不就會開始發脾氣。

所以千萬**不要為了讓他們吃不合口味的食物，拼了（沒用的）命費盡心思，要一面靈活運用合他們口味的營養補充品，一面努力達到營養均衡，才是更具建設性的作法**。

③用餐途中離席

額顳葉型失智症患者的特徵之一就是注意力無法持續，一有在意的事就會被吸引過去，這如果發生在用餐期間，就會變成**「用餐途中離席」的進食行為障礙**[5)]。如果周遭有噪音、電視聲或人員往來，患者很容易就會被這些吸引出現離席的行為。如果能在外來刺激較少的地方，用一對一的方式協助用餐，是比較理想的作法。

如果能用聲音提醒「我們繼續吃飯吧！」而防止他們離席，不妨就把出聲提醒納入進食照顧的方法中。但是，事情往往不會如預期般順利。經常會遇到即使出聲提醒，患者就是充耳不聞、視若無睹；或是照顧者不停出聲提醒，反讓患者發脾氣，結果無法用餐。在其他失智症患者身上有效的照護方法，在額顳葉型失智症患者身上往往全都行不通。

這或許不太容易，但壓力最小的因應方式就是**容許他們離席**。雖然若患者不吃完就無法收拾餐具，會有些不方便的地方，但若想控制額顳葉型失智症患者，會造成相關人員非常大的壓力。如果離席也不會引發什麼嚴重事故，就不妨容許他們離席。如果太過經常離席導致營養量降低，甚至連體重都減輕時，稍微加強語氣出聲提醒或許有效，但在點心時間提供高熱量的食物，思考以減少離席之外的方式來預防體重減輕，或許是比較實際一點的作法[*11]。

＊11 若能把用餐時間也納入時刻表般的生活當中，離席行為也會減少，但實際上常常是即使多方嘗試，成效還是不如預期。

④什麼都放進嘴裡

額顳葉型失智症因為有口腔期傾向，所以有些患者不管是什麼東西，總之抓到了就先放進嘴裡。此外，還有一些患者是只要眼前有食物，不管是不是自己的，也都會吃進嘴裡。即使提醒他們注意這些行為，額顳葉型失智症的患者也是毫不在意，仍會不斷重複這些行為。因應策略**除了不要把容易放進嘴裡的東西，或是不能吃的食物放在患者的眼前；安排合適的環境外，也別無他法**。

額顳葉型失智症患者的進食行為障礙，當然也受患者當時的心情或身體狀況等的影響。不過，就和核心特徵部分提到的一樣，由於他們缺乏表情和情緒，所以照顧者往往難以察覺，只能不斷地嘗試各種方法。多方嘗試後如果還是很難介入，就容許他們的行為，這應該是最基本的對應原則。

2）吞嚥功能障礙

額顳葉型失智症的患者即使在認知功能衰退後，吞嚥功能也還算能維持。絕大部分患者在進入終末期後，也只到「偶爾嗆咳」的程度，吸入性肺炎並沒有成為問題。不過，其中當然也會有例外，所以千萬不能大意。

①注意肌肉病變！

額顳葉型失智症中有一種合併肌肉病變（myopathy）的特殊類型[6)]。而這些肌肉病變中最具代表性的就是ALS（肌萎縮性脊髓側索硬化症，俗稱漸凍人），如果併發ALS，會全身肌力衰退，幾年後就可能臥床。為了延命，胃造口或人工呼吸器就成為必要（圖10）。當然，吞嚥功能也會衰退，出現重度的誤嚥。ALS至今仍無治療方法，一但發病，以現代醫學也無法治癒，但早期發現，及早接受長照的援助、評估預後、擬定照護計畫是非常重要的事。如果**遇到早發性失智症時，務必要思考額顳葉型失智症的可能性，並注意是否有合併肌肉病變**。

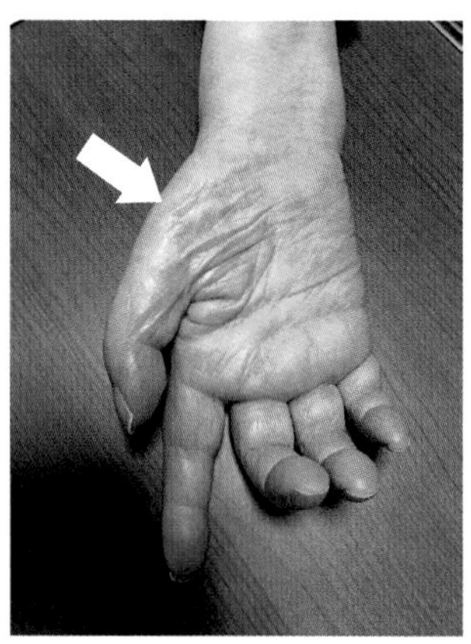

圖 10 ｜**在 ALS 患者身上觀察到的魚際（thenar eminence）萎縮**

可以看到拇指根部的萎縮，
是 ALS 等肌肉病變中常見的症狀。

②注意出現額葉症狀的疾病！

有些疾病的附加症狀中會出現額葉障礙，最有名的就是進行性上眼神經核麻痺症，這是一種會呈現重度帕金森氏症候群、眼球運動障礙與認知功能衰退的疾病（圖11）[7)]。這種疾病也是只要幾年就可能會臥床、出現重度誤嚥，初期時會觀察到額葉萎縮，有時會出現類似額顳葉型失智症的症狀。進行性上眼神經核麻痺症在初期常被誤以為是帕金森氏症，當額葉症狀明顯時偶爾也會被誤以為是額顳葉型失智症[*12]。

＊12 如文中所述，額顳葉型失智症與各種疾病都有許多重疊的部分，難以分類也是額顳葉型失智症很大的特徵之一。

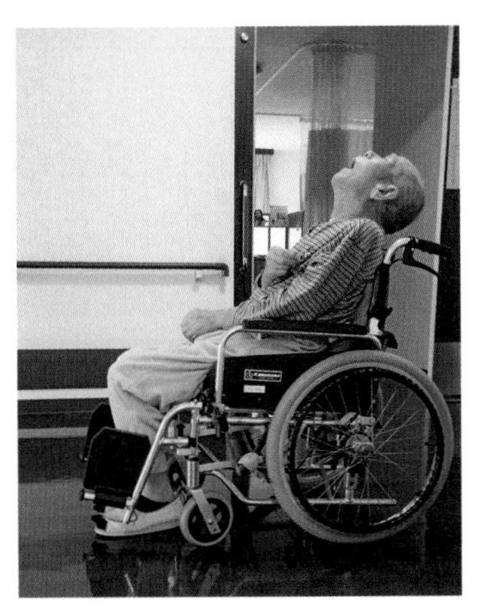

圖 11 ｜進行性上眼神經核麻痺症的患者

是一種脖子會往後仰、眼球無法活動、出現重度帕金森氏症候群的疾病。
也會觀察到認知功能衰退。
在疾病初期至中期會觀察到額葉症狀，有時也會被誤以爲是額顳葉型失智症。

③額葉症狀會導致吸入性肺炎嗎？

額顳葉型失智症的患者，即使沒有重度的吞嚥功能障礙，但因為額葉受損失去控制力，有時會導致意料外的誤嚥。要改善額葉症狀很困難，以調整周遭環境來預防肺炎會是較理想的作法。

額葉症狀引發的肺炎　CASE STUDY

在我遇過的特殊案例中，有一位住在安養機構的額顳葉型失智症患者，他每天晚上都從房間水龍頭喝大量的水，結果導致反覆發生吸入性肺炎。這位患者也有中風病史，但恢復得不錯，在水中添加增稠劑後，用餐也不會有明顯的嗆咳，但從某一天就突然出現了吸入性肺炎。一開始不知道造成肺炎的原因，但反覆發生的肺炎實在讓人覺得「太奇怪了！」調查後才發現他會在晚上大量從水龍頭喝水導致誤嚥。這應該是因為他無法控制自己「想喝水」的心情所導致。當時我們使用的方法是「關掉房間裡水龍頭的總開關」，透過安排合宜的環境，成功預防了肺炎。

關於上面的ALS、進行性上眼神經核麻痺症或終末期會觀察到的誤嚥，請參考第3篇（p.83～）。在採取任何因應措施時，也請將額顳葉型失智症的大前提「額葉已經失去控制力」記在心裡。

4 額顳葉型失智症由口進食功能的變化

額顳葉型失智症也是被劃分為退化性失智症的進行性疾病，所以隨著疾病的惡化，症狀也會發生變化。在面對退化性失智症時，事先掌握病程，對預測預後狀況和提早因應非常重要。雖然不一定能符合所有案例的狀況，但這裡會概略解說一般情況下隨著額顳葉型失智症的惡化，由口進食功能變化的情況。具體因應方式的詳細內容，請參考前文。

①初期

基本上發病都在65歲以下，但偶爾會見到65歲以後發病的案例。初期並不會觀察到在阿茲海默型失智症常見的記憶障礙或空間認知障礙，也不會觀察到路易氏體型失智症常見的視幻覺或帕金森氏症症狀。第一印象甚至很難發現是失智症，但額顳葉型失智症特有的症狀會開始零星出現。

初期經常會看到的症狀是**主動性變差與情感麻木**。缺乏喜怒哀樂、面無表情的時候變多。有時才剛理解這個狀況，但患者卻又突然開始發脾氣，嚇壞周遭的人。以往很樂在其中的嗜好或娛樂完全不再感興趣，這個階段經常會看到患者被判斷有「抑鬱現象」，開始服用抗憂鬱藥物。

因為額葉機能衰退，導致無法控制自我，我行我素、**順手牽羊、性騷擾等反（非）社會行為**也是初期常見的症狀。也有些患者是因為這類的反（非）社會行為到醫院看診，才第一次被診斷是額顳葉型失智症。

這些額顳葉型失智症的初期症狀，與一般廣為人知的「失智症」症狀不同之處很多，所以連家人都難以發現，經常只是感到困惑，覺得患者「好像變了一個人」「以前不是這樣的個性」等。

關於飲食方面，**對餐點不再感興趣，有時以前喜歡的食物出現在餐桌上也不願再吃**。相反地，也有些患者是**口味出現變化，或是開始過度攝取重口味食物或甜食**。在這個階段，必須特別注意營養均衡，以及鹽、糖攝取過量的問題。

②中期

即使發展到中期，也不太會觀察到身體的症狀。誤嚥也幾乎不構成問題。同為額顳葉型退化症的語意型失智症和漸進式非流暢型失語症患者，從語言障礙開始發作的案例居多，從初期開始就會觀察到失語症狀；額顳葉型失智症絕大數患者則到了中期之後，也都會觀察到出現語言障礙，有溝通困難。

鸚鵡式仿說（原封不動地重複對方說的話）與利用行為（抓取眼前的東西）等這類額

葉症狀變得明顯。周遭的照顧者必須要理解，「（患者）控制行為的能力變差了」。此外，開始出現固著行為或過著如時刻表般的生活，會一直繞行同一個地方、在同一時間按同一路線散步、一直敲打書桌、一直吃同樣食物等的**堅持變多**。在過程中就算想讓患者停止這些行為，但因為患者已經無法控制自己，有時反而會變得激動，甚至出現暴力行為。額顳葉型失智症患者通常在年輕時就發病，體力、臂力都較大，一旦鬧起來真的會讓人束手無策。在機構中也常被視為是「難以照顧的人、麻煩人物」，有時為了控制這些症狀，也會投以精神疾病藥物。

飲食方面**出現口腔期傾向**，有時會看到什麼都放進嘴裡。此外，用餐時也**開始觀察到中途離席**的狀況。因為周遭刺激會讓患者注意力分散，所以必須安排合宜的環境，例如把容易放進嘴裡的東西拿遠、提供安靜的環境等。

③末期

認知功能顯著衰退，喪失幹勁，也完全無法溝通。因為也開始出現身體症狀，不再有能力有固著行為或維持如時刻表般的生活，最後進入臥床。

飲食方面，不會再看到偏食或口腔期傾向，與之前相較，反而能毫無抗拒地在協助下用餐。不過，**也會開始觀察到誤嚥**，先是水分誤嚥，最終連糊狀或果凍狀的食物也都開始出現誤嚥，慢慢不再進食之後，進入終末期。一般認為誤嚥開始明顯通常會在發病10年之後，但如果有合併肌肉病變，發病後2、3年就會因為反覆感染吸入性肺炎而進入終末期。

＊　　＊　　＊

額顳葉型失智症因為患者人數較少，或許不容易在臨床上遇到，但因為這種患者非常特別，曾經照顧過的人會覺得印象深刻。

最大的重點是，理想的照護或復健方式往往都行不通。因此，不要追求與其他失智症同樣標準的理想照護，反而要設定**「只要不發生事故就OK」的較低目標，這樣患者和照顧者的壓力都會減輕**。因為我們所設想的最佳照護往往都行不通，所以重要的是要去思考次佳（second best）、次次佳的照護方法，打造接納患者行為的「適宜環境」。因為是額葉的控制機能受損，所以較難對應，但請不要因此就和患者保持距離、迴避患者，而是要理解疾病的特徵，致力於「設置能讓患者生活得更舒適的環境」。

參考文獻

1）The Lund and Manchester Groups. Clinical and Neuropathological criteria for frontotemporal dementia. J Neurol Neurosurg Psychiatry. 57, 1994, 416-8.

2）野村美千江ほか．痴呆性老人の食行動異常；アルツハイマー病とピック病を中心に．老年精神医学雑誌．10（12），1999，1392-7.

3）枝広あや子．変性性認知症高齢者への食支援．日本認知症ケア学会雑誌．12（4），2014，671-81.

4）山田律子．認知症の人にみる摂食・嚥下障害の特徴と食事ケア．認知症ケア事例ジャーナル．1（4），2009，428-36.

5）繁信和恵ほか．前頭側頭葉変性症のケア．老年精神医学雑誌．16（10），2005，1120-6.

6）中村憲道ほか．⑥前頭側頭型認知症の身体症状と認知症状．Modern Physician．33（1），2013，89-94.

7）中島健二ほか．進行性核上性麻痺（PSP）およびその亜型．Medical Practice．30（1），2013，60-3.

第 3 篇

誤嚥與吸入性肺炎

1 誤嚥與吸入性肺炎——正確理解以活用在照護上

1）知己知彼百戰百勝

在進行進食支援時，最讓人擔心的還是「誤嚥」吧。畢竟在協助用餐時，如果患者不小心嗆到，「咯、咯」咳個不停，還是蠻可怕的。不過，為什麼會覺得誤嚥很可怕呢？（雖然不覺得可怕也是很大的問題……）的確，誤嚥可能造成吸入性肺炎，因為攸關性命，當然必須小心謹慎，但也無需過度恐懼不安。**過度恐懼和不安來自缺乏充足的知識。只要正確理解誤嚥，就能有執行吞嚥復健和進食支援的自信**。

本章中將詳細解說誤嚥與吸入性肺炎。「瞭解誤嚥、瞭解患者，進食支援就能百戰百勝」。

2）誤嚥、吸入性肺炎是什麼

氣管和肺是呼吸器官，基本上只有氣體（一般狀況下就是指空氣）會進入氣管和肺部。若食物或唾液從口腔通過咽部進入食道（吞嚥）時不小心進入氣管，就稱為誤嚥（圖 1 ）。誤嚥物從氣管進入肺部進而引發肺炎，就稱為吸入性肺炎（圖2）。

健康的人如果誤嚥，會「咯、咯、咯」大力咳嗽（嗆咳），這種嗆咳是非常重要的反射動作，如果能夠用力咳嗽，就可藉由咳嗽排出進入氣管或肺部的誤嚥物。**誤嚥物如果能夠完全咳出，就不會變成吸入性肺炎**。因此，嗆咳是人體非常重要的防禦機制。

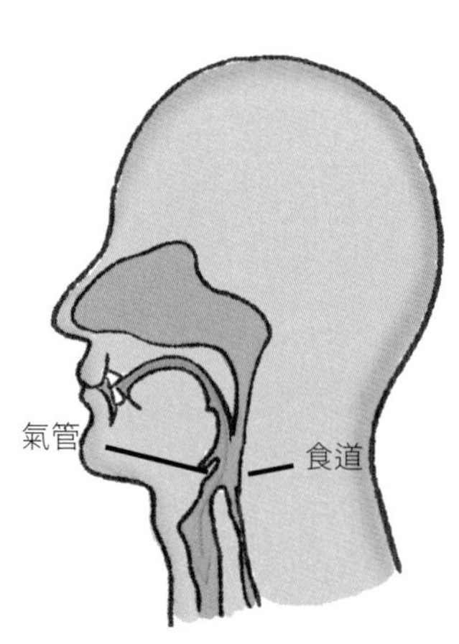

圖 1 ｜誤嚥

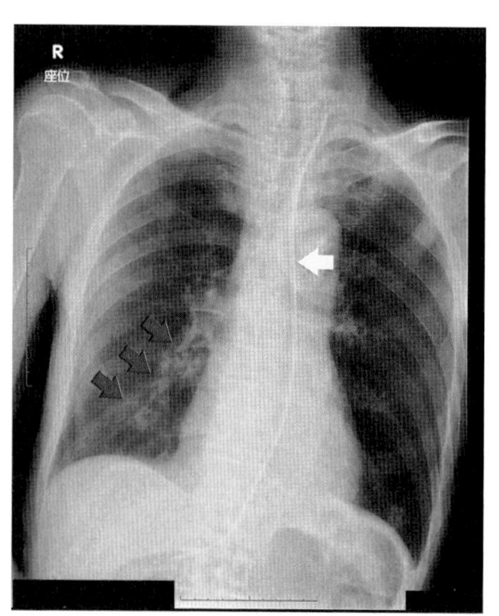

圖 2 ｜吸入性肺炎的胸部 X 光照片

發炎的右肺有照出陰影（紅色箭頭）（黃色箭頭是鼻胃管的管子）

3）靜默式吸入——可怕的誤嚥

「只要誤嚥就會嗆咳」是人體重要的防禦機制，但吞嚥障礙患者中有些人「誤嚥也不會嗆咳」。這種**不會嗆咳的誤嚥，稱為「靜默式吸入」**。靜默式吸入的患者正如「靜默式」這個名字一般，就算誤嚥物進入氣管也不會嗆咳，在「靜默」中誤嚥。因此，即便誤嚥也很難察覺，照護時也不會特別被注意，這一點十分不利。再加上誤嚥物沒有被咳出來，直接進入氣管、肺部，變成吸入性肺炎的風險就會增加。

雖然有些困難，但還是讓我們先來學習一下靜默式吸入發生的機轉。研究認為，靜默式吸入發生的機轉，與一種肉眼看不見、名為物質P（Substance P）的神經傳導物質有關。研究發現在咳嗽或吞嚥反射良好的人身上，咽部的物質P濃度較高；另一方面，在發生靜默式吸入的患者身上，物質P的濃度則較低[1)]。從這個結果可以推測，要產生吞嚥反射或咳嗽反射，咽部的物質P濃度要高是重點。

這個重要的咽部物質P濃度是如何調節的呢？物質P是在大腦基底核的多巴胺[*1]誘導、刺激之下，在神經（舌咽神經、迷走神經）合成，然後沿著該神經釋放到咽部（圖3）。所以，當其誘導的多巴胺量減少時，就會使得物質P濃度降低，進而導致誤嚥或吸入性肺炎。因此，**會讓多巴胺分泌降低的路易氏體型失智症、帕金森氏症、帕金森氏症相關疾病（進行性上眼神經核麻痺症、大腦皮質基底核退化症）等，會發生各種帕金森氏症候群的所有疾病，都會讓靜默式吸入變多**。此外，大家也都知道，隨著老化，多巴胺的生產量也會減少。

＊1 多巴胺是一種腦內荷爾蒙，掌管愉悅或興奮、動機、感受，以及與運動控制相關等的功能。

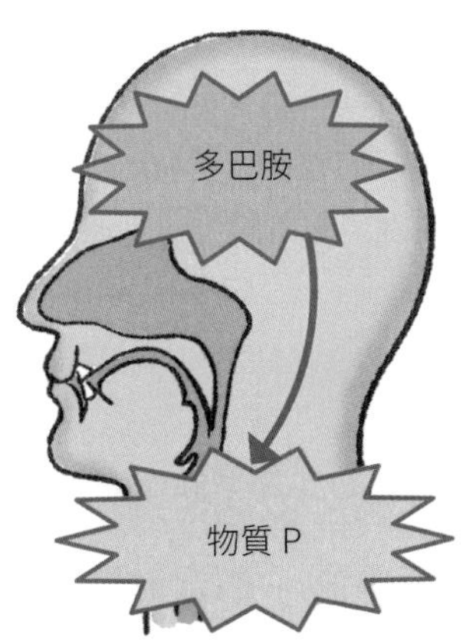

圖 3 ｜多巴胺與物質 P

大腦基底核會產生多巴胺，在多巴胺的誘導下，物質 P 會通過舌咽、迷走神經在咽部釋放。

4）吸入性肺炎發生的比例——只要誤嚥就會變成吸入性肺炎嗎？

那麼，讓我們一起深入探討因誤嚥而引發的肺炎，即吸入性肺炎的相關知識吧。相信各位都有過誤嚥的經驗吧。喝茶時只要沒抓好吞嚥的時機，就會不小心嗆到，邊喊「嗆到了！」邊「喀、喀、喀」地一直咳個不停，大家應該都有過類似的痛苦回憶。那麼大家有過因誤嚥導致肺炎而困擾的經驗嗎……？應該沒有吧！誤嚥雖然是吸入性肺炎的原因，但誤嚥並不代表就一定會引發吸入性肺炎。

誤嚥是否會引發吸入性肺炎，取決於侵襲性與抵抗力之間的平衡（圖4）[2)]。**只有在侵襲性勝過抵抗力時，吸入性肺炎才會發生**。所謂的侵襲性是指誤嚥物的量、性質（對氣管的危害度），而所謂的抵抗力則相當於是呼吸、喀出（乾咳）功能、免疫功能。誤嚥物如果沒被細菌污染、對呼吸道沒有危害，就不會引發肺炎。此外，就算誤嚥，只要能夠用力咳嗽，免疫功能也沒有問題，可以排出誤嚥物，之後就不會引發肺炎。

實際在臨床上也有很多患者都能藉由用力咳嗽排出誤嚥物，一直長期持續由口進食，也沒有引發肺炎。

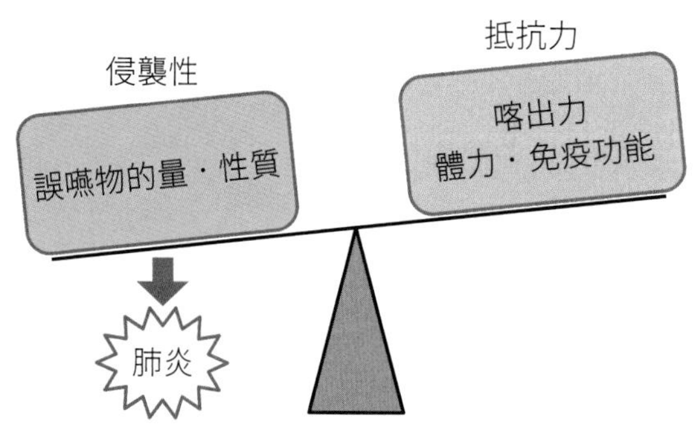

圖 4 ｜ **侵襲性與抵抗力的平衡**

當侵襲性變強或抵抗力變弱時，平衡就會向左傾斜，就會引發肺炎。

持續發生誤嚥的患者　CASE STUDY

有位中風後有吞嚥障礙的患者，我為他進行後續追蹤長達 10 年。這位患者每年在後續追蹤的吞嚥內視鏡檢查時，都會發生誤嚥。但 10 年之間，這位患者別說是肺炎了，甚至連發燒都不曾有。那麼這位患者的吞嚥、誤嚥狀態究竟如何呢？其實只要有一點點誤嚥，都會引發這位患者的強烈咳嗽，誤嚥物會從嘴巴噴出，甚至噴到很遠的地方。雖然有誤嚥造成的侵襲，但抵抗力遠勝過侵襲性，所以才沒有演變成肺炎。

和CASE STUDY中的患者相反，咳嗽力較弱、抵抗力也差的患者──例如呼吸功能衰退的高齡者、抽菸的人、COPD（慢性阻塞性肺病）[*2] 患者、有肺結核後遺症的患者等──這些族群即使少量誤嚥都有可能變成肺炎。此外，口腔護理做得不好的患者，即使是少量誤嚥，因為誤嚥物裡含有大量口腔內的細菌，也會導致侵襲性變嚴重。人體對少量誤嚥仍能保有某種程度的抵抗力，但如果侵襲性勝過抵抗力，有時還是會變成肺炎。

＊2 慢性阻塞性肺病是因長期吸入有害物質（主要是香菸），進而引發的肺部發炎性疾病，過去曾被稱為是慢性支氣管炎或肺氣腫，現在則統稱為COPD。

這個平衡非常重要，所以在規劃進食支援時，請務必注意這一點。誤嚥只是引發肺炎的其中一個因素。**「誤嚥」並不可怕。可怕的是失去平衡，讓誤嚥發展成肺炎。所以，即使誤嚥，只要將其他因素保持在良好狀態，不變成肺炎即可。**

舉個具體的例子。假設有位患者，無論在食物質地或進食姿勢等上面進行再多調整還是會發生誤嚥，但如果因此就覺得「由於會誤嚥，由口進食很危險！必須禁止！」反倒不對。如果無論如何都會發生誤嚥，就要澈底進行口腔護理（減輕侵襲性）、預防胃食道逆流（減輕侵襲性）、進行呼吸系統物理治療（增強抵抗力）、保持良好營養（增強抵抗力），設法維持整體平衡以預防肺炎。這樣就能做到「即使誤嚥也能持續進食」（圖5）。

5）化學性肺炎與細菌性肺炎

進行吞嚥復健或進食支援時，還有一項關於吸入性肺炎需要事先釐清的知識。吸入性肺炎有兩種解釋，從吞嚥的角度來看是「食物等進入肺部所引發的肺炎」，但從呼吸器官的角度來看，則認為是「需用抗菌藥物治療的肺炎」。不覺得有哪裡奇怪嗎？同樣都稱為「吸入性肺炎」，一方是食物（≠細菌）引起的發炎，另一方則是需用抗菌藥物治療，意

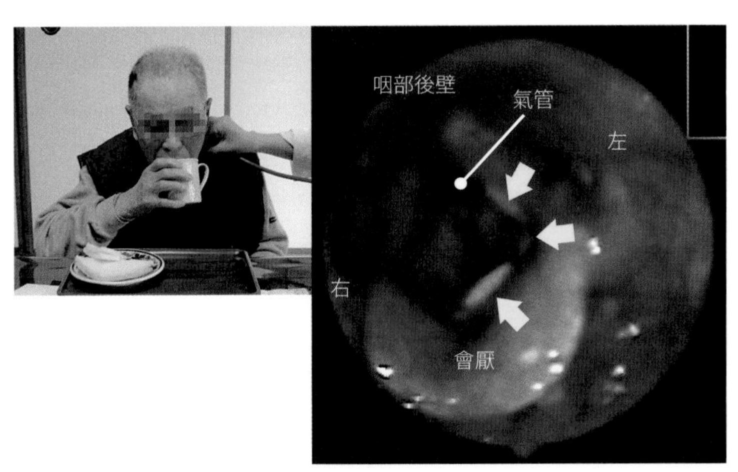

圖5｜偶爾會嗆咳的患者

左：患者　右：從吞嚥內視鏡中看到的〔誤嚥物（箭頭處）〕
從吞嚥內視鏡中發現有少量的固體誤嚥物，但爲患者進行澈底口腔護理、用餐完立刻咳嗽的衛教之後，就不再有發燒、肺炎的情況，能持續由口進食。

即是細菌引起的發炎[*3]。要說哪一方的吸入性肺炎解釋是正確的……，其實兩方都是正確的。只是在臨床上，兩者摻雜在一起，引發了一些混亂。

＊3 抗菌藥物是減低細菌的藥物，對於食物誤嚥沒有效。

我們可以把因食物刺激產生的肺炎想成是「化學性肺炎」，而以抗菌藥物治療的肺炎則是「細菌性肺炎」。在臨床上，這兩者混雜在一起都稱為「吸入性肺炎」（圖6）。

專欄　不需要抗菌藥物的發炎

不小心切到手指時傷口會發炎；還有，刀傷的傷口化膿，也是發炎。前者（只有切傷）是刺激引起的發炎，只需要「等它自己痊癒」；後者則是因感染引起的發炎，需要塗抗菌藥物（有時是內服）來治療。同樣是刀傷，但會因是否發生感染而影響是否必須使用抗菌藥物。用這個例子來解釋吸入性肺炎應該就很容易理解了吧！換句話說，把單純切傷想像成是化學性的吸入性肺炎，發生感染的切傷是細菌性的吸入性肺炎，就很容易想像是否需要使用抗菌藥物了。

化學性的肺炎不需要使用抗菌藥物，經常發燒一天左右就會自動痊癒，而細菌性肺炎的症狀會持續好幾天，所以必須使用抗菌藥物治療[3)]。如果每次發生化學性肺炎就大量使用抗菌藥物，久而久之肺內的細菌抗藥性會增加，導致抗菌藥物逐漸無法有效處理的細菌就會增加[*4]，結果會導致感染細菌性肺炎時無法使用抗菌藥物來治療。此外，如果經常使用抗菌藥物，腸內菌叢會失衡，甚至有可能引發嚴重的腸炎[*5]。

＊4 原本應存在的正常人體微生物減少，抗藥性強細菌增加，這是所謂菌叢交換（microbial substitution），因此產生菌叢交換症（substituted microbism）。

＊5 最知名的就是困難梭狀芽孢桿菌感染症（clostridium difficile infection, CDI），嚴重時甚至可能致死。

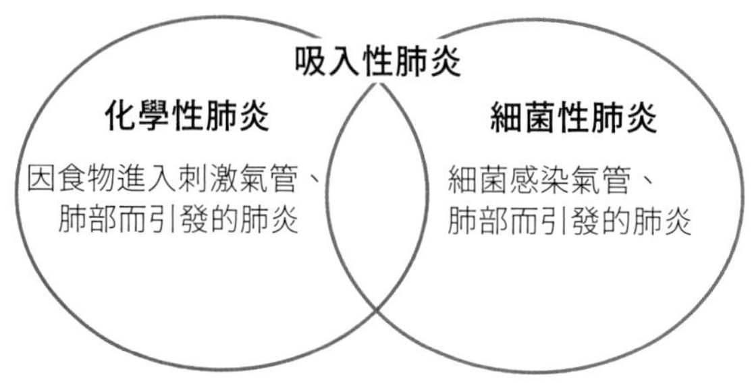

圖 6 ｜化學性肺炎與細菌性肺炎

一般所說的吸入性肺炎，包含化學性肺炎與細菌性肺炎兩種。

反覆發燒的患者 CASE STUDY

有位門診的病人，主要的營養是經由胃造口攝取，但仍持續將由口進食當成一種生活樂趣。因為檢查時發現他有少量誤嚥，所以我以澈底執行口腔護理為條件，允許他持續少量由口進食。但隨著功能衰退，還是反覆出現發燒的現象。每次發燒都一天就退燒，所以推測應該是化學性肺炎，但患者本人和家屬都很認真又愛操心，只要一發燒就去看內科，並一整星期都確實服用醫師處方的抗菌藥物。

因為抗菌藥物服用頻率過高，在患者回診時我告訴他們：「如果馬上就退燒，不用每次都吃抗菌藥物」，但為時已晚，患者一週後就因為腸炎住院了。住院期間雖然在鬼門關前走了一遭，但最後總算好轉出院。後來他再來回診時告訴我：「發燒一天就退時，我已不再吃任何藥了。」從此以後，雖然偶爾還是會發燒，但仍然健康地持續少量由口進食（當然同時也有澈底進行口腔護理）。

化學性肺炎和細菌性肺炎也有混合型（食物和細菌一起進入肺部）。在臨床上，因為無法嚴密區分所以有點困難，但請務必記得**吸入性肺炎有分化學性與細菌性兩種，並且要盡可能地區分出兩者**。

＊　＊　＊

在釐清吸入性肺炎的知識後，我們再一起從平衡吸入性肺炎發生因素的角度，思考該如何預防吸入性肺炎。

2 預防吸入性肺炎——降低侵襲性的方法

1）減少誤嚥

雖然誤嚥不等同於吸入性肺炎，但如果發生誤嚥，感染肺炎的機率還是會變高。而且誤嚥時的嗆咳非常花費體力，如果患者經常發生誤嚥身體會相當疲累。因此還是要盡可能避免發生誤嚥。

①吞嚥訓練

一提起誤嚥、吞嚥障礙，很容易就會聯想到「吞嚥訓練」，但**訓練對失智症引發的誤嚥是無效的**。不過，針對預防或改善廢用，有時吞嚥訓練還是有其作用，此外，也或許可以考慮運用在還能遵從訓練指示的患者身上。關於吞嚥訓練的方法、手技，市面上已有許多書籍出版，請自行參考[4)]。

②用餐時段

在清醒程度或意識狀態較差時，誤嚥的頻率也會增加。有些患者會有「狀況比較好的時段」，所以如果能估算好在該時段由口進食，是比較理想的作法。尤其是路易氏體型失智症有ON 與OFF的狀態，處於OFF狀態時誤嚥也會增加。雖然在機構裡用餐時間是固定的，但可以利用點心時段，在可能的範圍內估算好ON狀態的時段，配合由口進食。

有服用安眠藥、抗焦慮藥物或抗癲癇藥物的患者，有時會因為藥物主、副作用導致的嗜睡使得意識狀態較差，結果不小心發生誤嚥。因嗜睡而導致由口進食量減少或觀察到誤嚥時，不妨與主治醫師商量調整用藥。

③用餐姿勢——調整擺位

透過將用餐時的姿勢調整到容易吞嚥的狀態，就能減少誤嚥。因帕金森氏症候群或中風後遺症而無法維持正常姿勢時，為了保持平衡，患者往往會不自覺地頸部用力，導致頸部與吞嚥相關的肌肉在吞嚥時無法正常發揮功能，以至於出現吞嚥障礙。**如果沒有其他障礙，有時並不會特別處理姿勢歪斜的問題，但如果吞嚥功能出現障礙，請運用支撐物或靠墊等，進行正確的擺位。**

專欄 **擺位有問題時**

職能治療師、物理治療師、部分語言治療師或護理師都精通擺位，所以尋求他們的建議也是不錯的方法。

● 頸部前屈姿勢

防止誤嚥最重要的是，**用餐時頸部不要過度用力，並採稍微低頭的姿勢**（圖7）。脖子伸長時不容易吞嚥，反而會成為誤嚥的原因。這個原則無論是採坐姿或半坐臥姿勢時都一樣。不妨利用枕頭或靠墊等，讓患者在吞嚥時自然處於頸部前屈姿勢（圖8）。也有些患者因為頸部僵硬，可動區域小，無法採取頸部前屈姿勢（圖9）。在可能的範圍內，請治療師透過治療緩解患者的緊繃也是一個方法。

● 餐桌與椅子

自己進食的患者，必須特別注意桌椅之間的關係。桌椅離得太遠時，如果患者還能自己端著盤子則無妨，但如果不行，盤子與嘴巴間的距離就會拉大，食物運送到嘴邊時就容易撒落（圖10）。此外，若患者為避免食物掉落，試圖把嘴巴靠近盤子，頸部就一定會伸長（後屈），進而成為誤嚥的原因（圖11）。

也必須注意桌椅的高度。上半身較長的患者，盤子和嘴巴的距離會較遠（圖12）；此外，上半身極短的患者則會變成要抬頭看著餐桌用餐，不自覺地伸長頸部（後屈），也容易成為誤嚥的原因（圖13）。如果能準備符合上半身高度的桌椅最為理想。

● 半坐臥姿勢

如果從嘴巴到咽部的後送能力不佳，採半坐臥姿勢可以藉由重力讓食物更容易流進咽部，有些患者也能因此減少誤嚥，但適合的角度因患者而異，不妨多方嘗試。

專欄 **半坐臥姿勢時的水分攝取**

水等較易流動的食物，有時會因太快流進咽部導致誤嚥。在以半坐臥姿勢喝水時，添加增稠劑增加稠度是比較安全的方法。

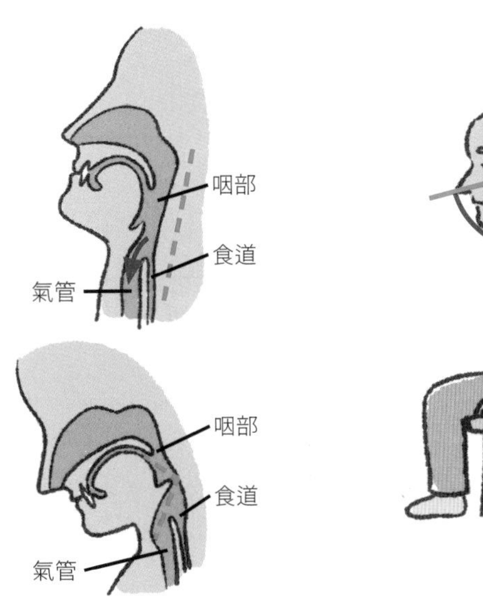

圖7｜頸部前屈姿勢

左上：頸部伸長時，咽喉部位就會擴張，使得吞嚥壓降低，容易發生誤嚥。
左下：採頸部前屈姿勢時，咽喉部位就會變狹窄，有助於形成吞嚥壓，也能保護好氣管，較不容易發生誤嚥。
右：採坐姿時，稍微收起下巴的「頸部前屈姿勢」。

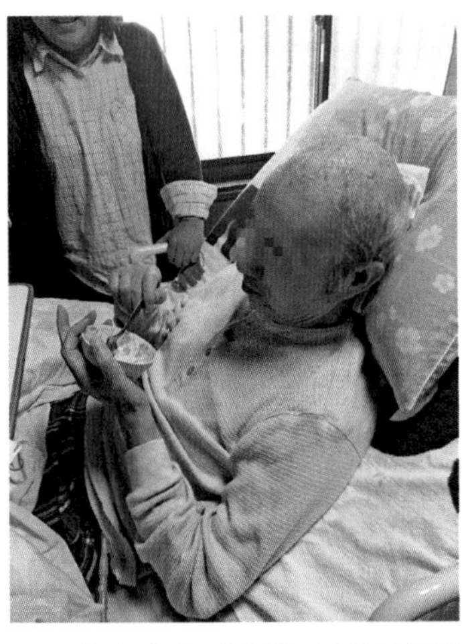

圖8｜在半坐臥姿勢時的頸部前屈姿勢

用枕頭或毛巾等微調，以達到恰到好處的頸部前屈姿勢。

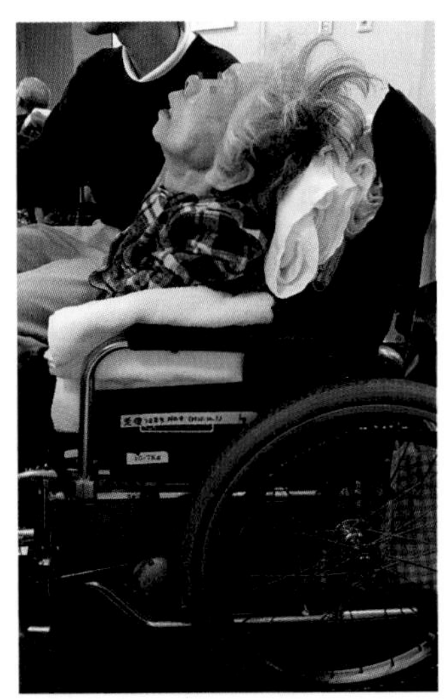

圖9｜頸部僵硬的患者

因爲頸部僵硬導致較難採取頸部前屈姿勢。在每天的照護中加入按摩放鬆肌肉，盡可能地達到頸部前屈姿勢。

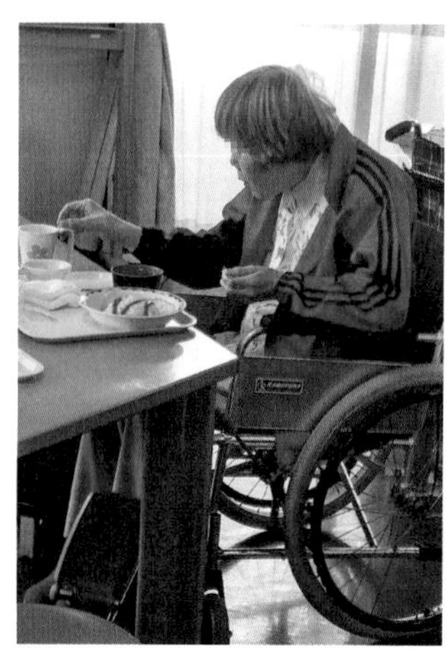

圖 10 ｜**桌椅距離較遠的患者**

輪椅的扶手會碰到餐桌，所以無法將椅子往前拉，使得餐盤到嘴巴間的距離被拉遠。

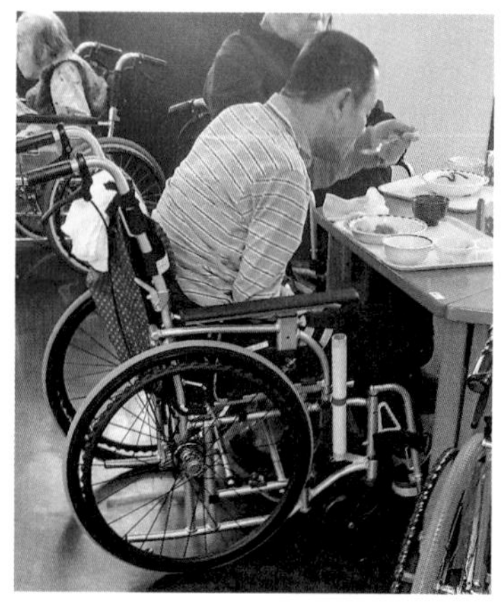

圖 11 ｜**變成頸部伸長姿勢的患者**

爲了不讓食物撒落，以口就湯匙，結果反讓頸部伸長（後屈）。

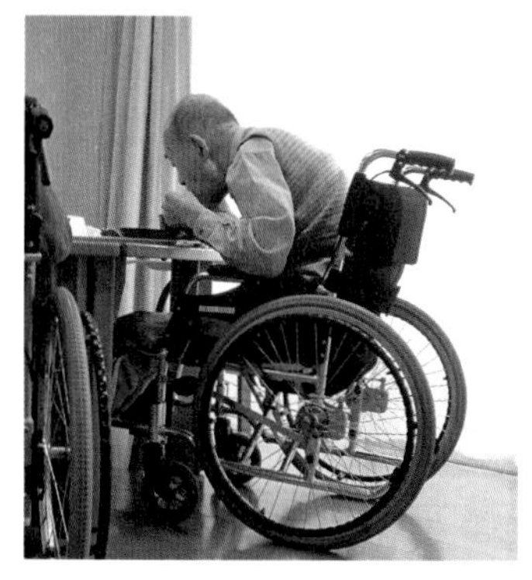

圖 12 ｜**上半身較長的患者**

患者如果坐正坐直，會導致嘴巴與餐盤間的距離變遠，所以爲了不讓食物掉落，進食時將嘴巴靠近餐盤，結果使得頸部伸長，用餐期間頻繁發生嗆咳。

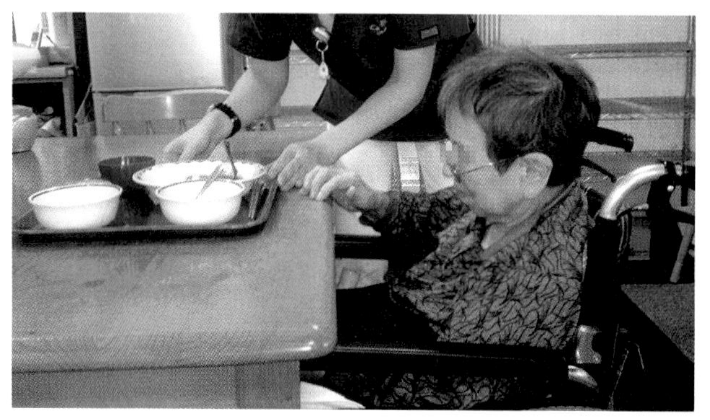

圖 13 ｜**上半身較短的患者**

餐桌的高度與上半身高度相較更高，在這個狀態下用餐，需要仰視餐具，頸部就會不自覺地伸長。

④調整食物質地

調整食物質地對無法進行吞嚥訓練的失智症吞嚥障礙患者而言，最為重要。這些調整能夠預防、改善誤嚥、吸入性肺炎、窒息、營養不良等問題。

● 餐點的溫度、風味

如果食物的溫度接近體溫，患者會沒什麼感覺，難以察覺自己是否吃到了食物，導致食物積存在口腔內或是引發誤嚥。當然也有喜好的問題，但若能提供「冷」「熱」分明的食物，會是比較好的作法。如果用餐時間拉長，餐點的溫度會隨著時間愈來愈接近室溫，必須特別注意。

調味也是一樣，為了提高對食物的認知，口味明確、濃郁的餐點會是較理想的選擇。尤其是**路易氏體型失智症或阿茲海默型失智症的患者通常嗅覺會衰退，請記得提供風味豐富的餐點**。過度攝取糖或鹽都有害健康，所以不妨善用辛香料、柚子或醋等刺激味覺、嗅覺，以幫助認知食物。

● 配合口味喜好

口味喜好對吞嚥功能有很大的影響。不光是「喜歡的食物吞得比較快」「喜歡的食物吃得比較多」，甚至有些患者是「**喜歡的食物就不會誤嚥**」。聽起來像是開玩笑，但有研究證實，「空腹或吃合自己口味的食物時，大腦驅動吞嚥的主動性會提升」[5)]。在防止誤嚥上，口味喜好是一大重點。

● 符合功能的食物質地

是否能不發生誤嚥或窒息，安全地吞嚥，有很大部分取決於形成食團這個功能的優劣。形成食團的意思是說，將食物在口腔裡聚集成容易吞嚥的團塊，是口腔重要的功能。一提起誤嚥，通常會浮現在腦海中的是「喉嚨」，但形成食團的「口腔」也非常重要。意思就是，口腔內的食物是否會引發誤嚥或窒息風險，取決於「如何在口腔中聚集成食團並流進喉嚨」。

因此，**為了預防誤嚥或窒息，重點就在於要提供符合口腔形成食團功能的食物**。舉例而言，一般的米飯對沒有任何缺牙、舌頭動作也沒問題的患者來說不構成障礙，但對沒有牙齒或有舌頭活動障礙的患者來說，因為無法順利形成食團，米飯就會維持原本顆粒的形態、零零落落地流進咽部（圖14）[6)]。

對無法順利形成食團的患者，需要提供有助於形成食團的食物質地，所以，如果能提供粥代替米飯，就能減輕風險。

無論是哪種原因導致的失智症，隨著病情惡化會慢慢無法咀嚼。無法咀嚼時經常就會以壓碎或哺乳的動作取代，這似乎正好與幼兒由口進食功能的發育方向相反，吞嚥功能只會每況愈下。對這樣的患者就可以和對幼兒一樣，**提供符合功能的食物質地**。也就是說，**當下顎無法咀嚼**[*6]**只能單純上下運動時，就提供可以壓碎吃的食物，舌頭只能前後活動時，就提供糊狀食等**，以這些方式因應。

＊6 下顎在咀嚼時並不單純只有上下運動，從正面觀察可以看到，嘴巴打開時下顎是在中間，但閉上嘴巴時會朝咀嚼側的側邊移動。

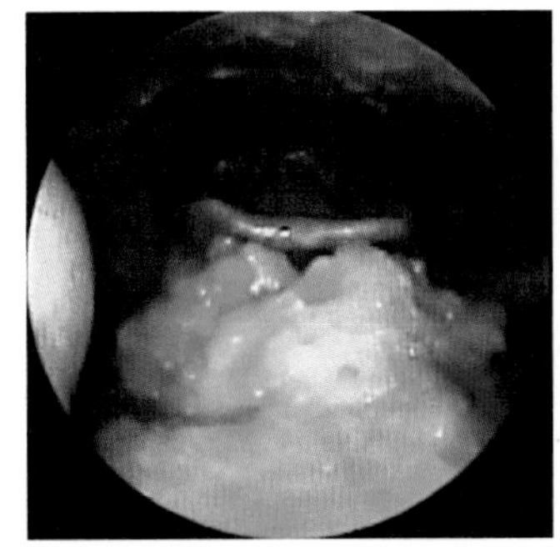
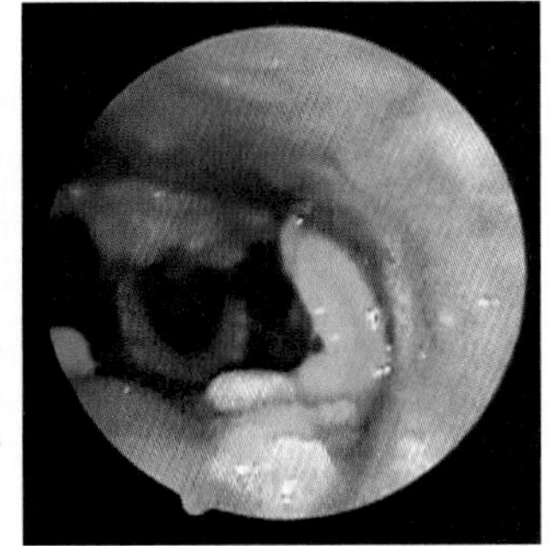

圖 14 ｜米飯的食團形成

左：能順利形成食團、口腔功能良好的患者，食團會被唾液包覆，形成一個團塊。

右：無法順利形成食團、口腔功能衰退的患者，無法壓碎米粒，食團零零落落地流進咽部。

● 使用增稠劑

高齡失智症患者最容易誤嚥的是水（也有例外但很罕見）。對於會誤嚥水的患者，使用增稠劑是有效的方法（圖15）。喝水時水會很快流進喉嚨，如果吞嚥反射的速度開始趕不上水流動的速度，就會發生誤嚥。用增稠劑增加稠度就能在水流進喉嚨前爭取一些時間，就有可能在不發生誤嚥的情況下吞嚥（圖16）。增稠劑可在各大藥局或網路等管道購買。

使用增稠劑的注意事項如表1所示。如果使用錯誤不僅無法改善誤嚥，有時甚至可能因為太稠導致窒息，所以初次使用時不妨先向熟悉吞嚥的醫療人員（語言治療師、牙科醫師、口腔衛生師等）[1]尋求相關建議。

但有些患者無法接受增稠劑，這是它的缺點。有些患者只要一添加增稠劑就不願意喝。此時請把使用增稠劑的優點（能預防誤嚥）和缺點（不喝水會脫水）放在天秤上衡量後，再決定方針。

專欄　決定不使用增稠劑時

請回想前文「引發吸入性肺炎，取決於侵襲性與抵抗力之間的平衡」部分，思考即使誤嚥也不會導致吸入性肺炎的方法（澈底地口腔護理、確實咳嗽等）。

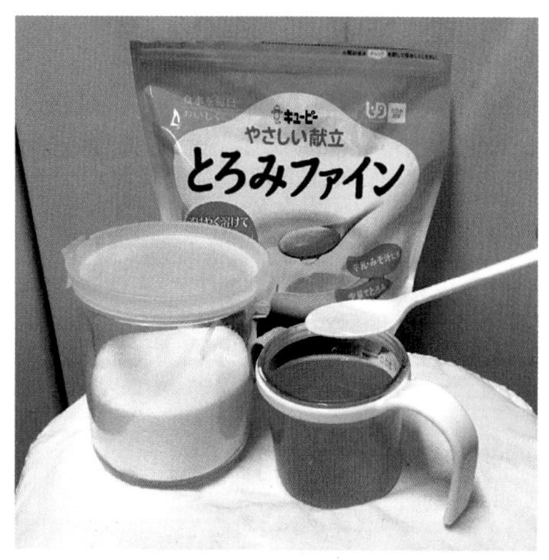

圖15｜增稠劑示例
多為粉末狀，溶化在液體中使用。增稠劑的稠度、增稠的速度，會因種類而異，要特別注意。

⑤調整一口量

一般認為，如果是中風導致的吞嚥障礙，較少的一口量會比較安全；但失智症的吞嚥障礙，就不一定符合較少量就較安全這個原則。的確，較少的一口量或許可以減輕誤嚥，但也有很多患者若一口量較少反而無法引發吞嚥動作。若誤嚥的頻率還在容許範圍內，讓

譯註1. 在台灣多為語言治療師執行。

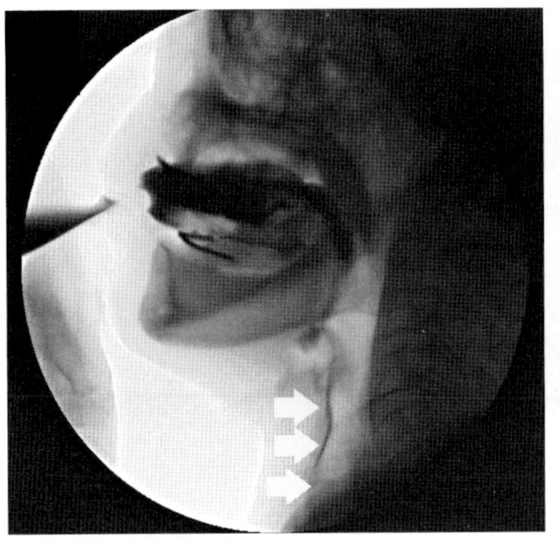
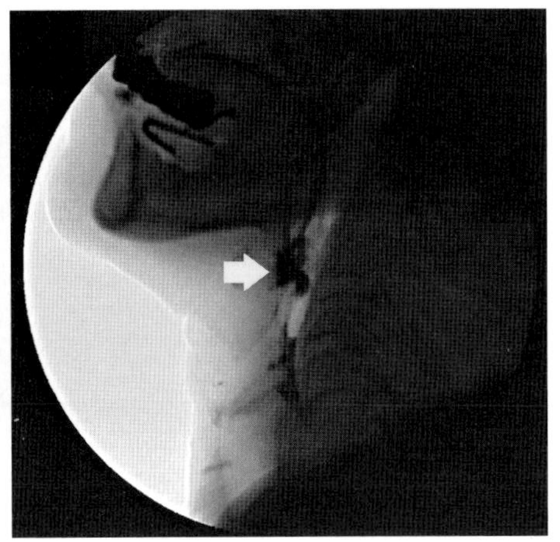

圖 16 | **誤嚥液體與增稠劑的效果**

左：飲用沒有增稠的液體時可以發現，在有吞嚥動作前液體已一口氣流進氣管裡（箭頭處）。
右：在飲用增稠後的液體時，液體雖然流進咽部，但因為有一定的稠度，所以會停留在咽部，沒有流進氣管（箭頭處），這樣就能用自己的節奏吞嚥，所以不會發生誤嚥。

表 1 | **使用增稠劑時的注意事項**

- 添加增稠劑後要過一段時間後才會變稠
- 即使放入相同份量的增稠劑，稠度也會因食物而異
- 適合的增稠劑因患者而異

一口量較多反而能更有節奏地進食。這部分也**請先充分考量並平衡會引發吸入性肺炎的因素後，再討論一口量的多寡**。

如果一口的份量較少時誤嚥也明顯變少，就可以用較小的湯匙讓一口量不會太多，也可以用出聲提醒、協助用餐時留意一口的量來處理。

不過，額顳葉型失智症或部分的阿茲海默型失智症患者有額葉症狀（無法自我控制）時，調整一口量往往很困難。可以參考第2篇第4章的額顳葉型失智症的進食支援（p.75～）。

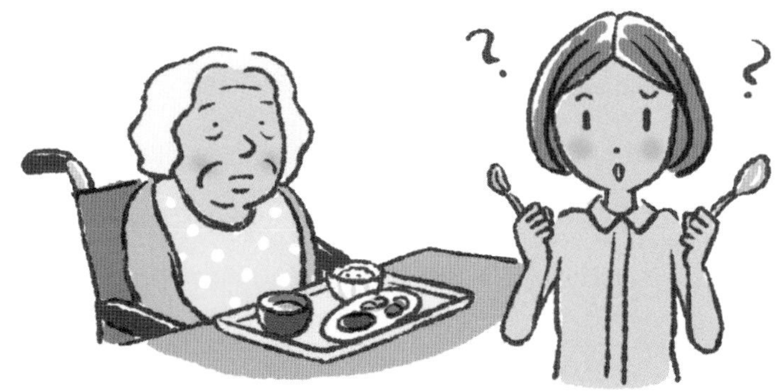

適當的一口量因患者而異。可以多方嘗試以找出最適合的一口量。

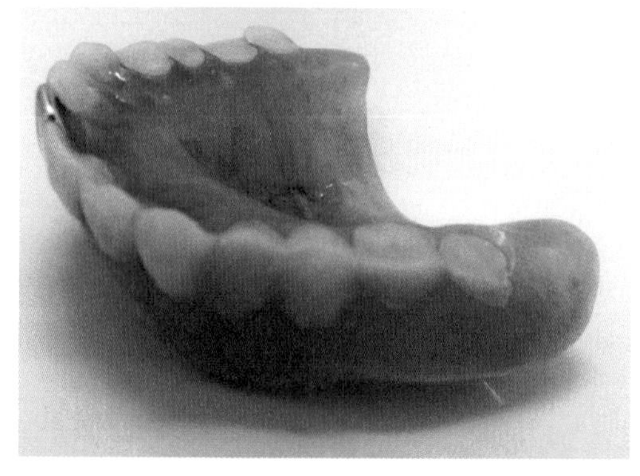

圖 17 | 咬合面磨損的假牙

假牙磨損程度嚴重時，咀嚼效率就會變差。雖然重新做假牙是最理想的作法，但對失智症患者而言，要熟練地使用新假牙通常非常困難，所以盡可能透過調整原有假牙來解決。

⑥牙科治療

牙科治療，尤其是假牙，與吞嚥息息相關。誤嚥的頻率有時會因有沒有假牙、假牙的好壞而改變。

若是**失智症患者且假牙不合時，盡可能不要做新的假牙，設法用調整的方式來解決**。因為患者咀嚼和形成食團的一連串動作是配合現在使用的假牙，即使做了新假牙，想運用自如也十分困難（圖17）。如果無論如何都無法透過調整來處理，不妨請牙科在製作新假牙時能盡可能地重現原有的舊假牙。

因新假牙而讓嗆咳惡化 CASE STUDY

在我負責的患者中，有一位 83 歲路易氏體型失智症的男性。就診時家人表示：「最近一直反覆發生肺炎，想請醫師看看」。檢查後發現，他經常因吞唾液引起嗆咳，狀況相當嚴重。仔細詢問家屬後，才知道「雖然本來也會嗆咳，但換了新假牙後，嗆咳好像更加嚴重……」。新假牙與舊假牙相比，新假牙的咬合面做得比較高。因此，裝上新假牙後吞口水時舌頭很難碰到上顎，導致無法順利吞下唾液而發生誤嚥。

於是，我請他們把舊假牙調整到堪用的程度，讓患者可以用舊假牙生活……，雖然偶爾也會嗆咳，但基本上都不會發展成肺炎。這位患者的案例，讓我們深刻感受到假牙的重要性。

如果舊假牙遺失，沒有可以參考的對象，就很難設計新假牙，這種情況下，許多案例都顯示，如果把假牙的咬合做得比較低，患者吞唾液或食物時都比較輕鬆（圖18）。

前文曾提過，隨著失智症惡化，有些患者甚至沒辦法咀嚼。此時**需要的是以壓碎和後送為目的假牙，而非以咀嚼為目的的假牙**。甚至，當失智症繼續惡化時，有些患者連假牙都不需要了。還能咀嚼的患者，以及裝上假牙後吞嚥變順利或誤嚥減少的患者，還是裝上假牙比較好。但如果假牙不穩固或討厭戴假牙的患者，可以試著比較裝上假牙與沒裝假牙的吞嚥狀態（用餐所需的時間、嗆咳的頻率、發燒的頻率、吞嚥內視鏡檢查結果等），若沒有差別，拆下假牙也是不錯的方法（圖19）。尤其是在吃糊狀食或攪打食的時候，許多患者都不需要假牙。**請捨棄「應該要裝假牙！」的既定觀念，試著用「假牙是必要的嗎？」的眼光來觀察**。

⑦服藥的方法

吞藥非常困難，即使吞嚥功能沒有那麼差的人偶爾也是會嗆到。而且在路易氏體型失智症或血管型失智症等吞嚥功能衰退的患者身上，還會觀察到更頻繁的嗆咳。藥不好吞，是因為藥錠和水的流動速度太過不同，所以常常心想不要被水嗆到，水下去了結果藥錠卻還含在口腔裡，或是想吞藥卻反被先流下去的水嗆到。

當配水吃藥有困難時，可以用**凍狀食輔助服藥，就能比較安全地吞嚥**。

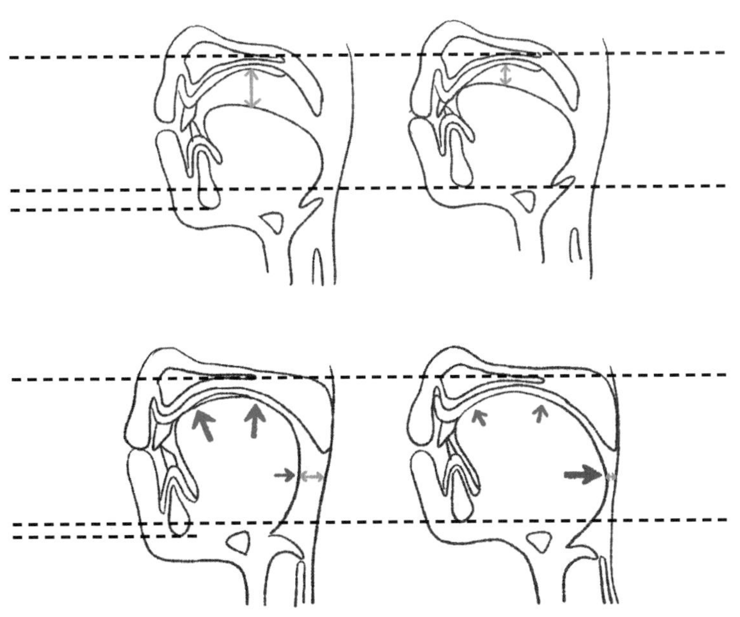

圖18 ｜咬合高低與吞嚥

上圖：咬合較高時（左），舌頭與上顎的距離變遠，吞嚥時很難確實把舌頭頂住上顎。咬合較低時（右），舌頭與上顎的接觸就會變好。

下圖：當咬合較高時（左），力量都會用在把舌頭頂住上顎，結果咽部就無法用力。咬合較低時（右），舌頭會往後方推動，能有效提高咽部壓。

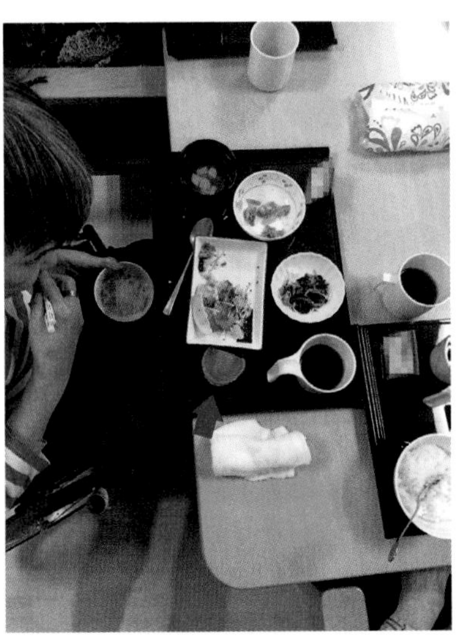

圖19 ｜拿下假牙用餐的患者

在托盤上有假牙（箭頭處）。這位患者討厭假牙，於是在用餐前自己取下。比較有／無假牙的狀況後發現，拿下假牙時用餐時間變短，而且嗆咳也減少了。觀察到這點後，就調整成在用餐前拿下假牙，吃完後再裝回去。

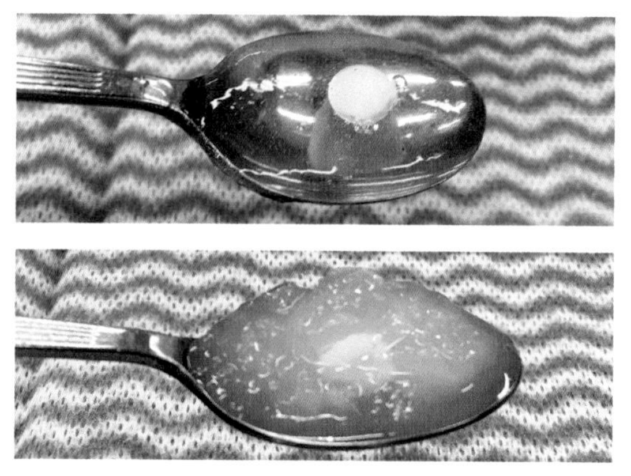

圖 20｜**用吸凍（果凍飲料）服藥**
上：把藥錠放在少量「凍狀物」上。
下：在上面再加一些「凍狀物」。
用下圖的方式將包覆著藥丸的凍狀物一口吞下，這種方式可以較安全地吞嚥。

市面上也有販售**服藥凝膠**，用它來輔助吃藥也是不錯的方法。若使用一般的果凍，除「蒟蒻果凍」之外其他都可以嘗試。可以嘗試把藥錠埋在果凍裡服用（圖20）。

無論用什麼方法都還是無法順利吞下藥錠時，可以先與藥劑師討論，考慮將藥錠磨碎和食物混在一起，或是使用簡易懸濁法（simple suspension method）[*7]溶解藥錠等其他方法。

＊7 簡易懸濁法是指不磨碎藥錠，也不拆掉膠囊，直接用溫水（約55～60℃）靜置之後搖振，使藥劑崩散溶解的方法。

2）減少胃食道逆流

如前文的說明，路易氏體型失智症或帕金森氏症的患者會因為腸道活動力變差，導致便秘的頻率變高（p.51），但不僅是腸道，胃和食道的活動力同樣也會變差。

專欄　失智症類型對消化道的影響

胃、食道和腸道的活動力變差，是與構成路易氏體的 α- 突觸核蛋白相關的疾病會出現的特有症狀，在阿茲海默型失智症或額顳葉型失智症就不太會看到。

當胃與食道的活動力變差時，胃裡的食物送往十二指腸的速度就會變慢，逆流回食道的頻率就會變高。結果就是造成食道發炎，引起胸口灼熱或逆流性食道炎（reflux esophagitis）等胃酸逆流的症狀。當逆流變得更嚴重時，有時不僅會逆流回食道，甚至還會逆流回到咽部，稱為咽喉反流（laryngopharyngeal reflux, LPR，圖21）。由於逆流物包含胃酸等刺激物，咽喉受刺激會有嘶啞聲或喉嚨疼痛，嚴重時牙齒內側甚至會被酸性物質侵蝕。再加上如果有吞嚥障礙，有時還會因為誤嚥逆流物引發逆流性吸入性肺炎（圖22）。

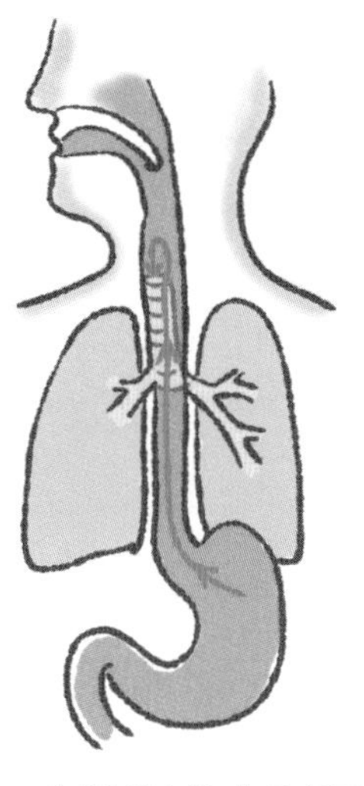

圖 21 ｜因為胃食道逆流造成咽喉反流

高齡者不僅會有胃食道逆流，甚至因爲逆流可能上升到咽部、喉部，有時就會成爲吸入性肺炎的原因。

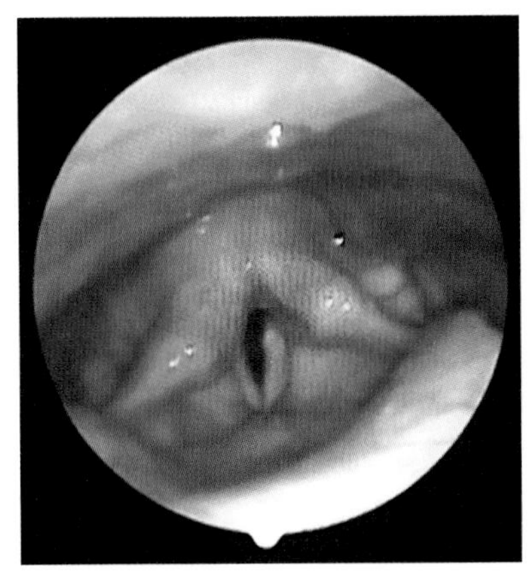
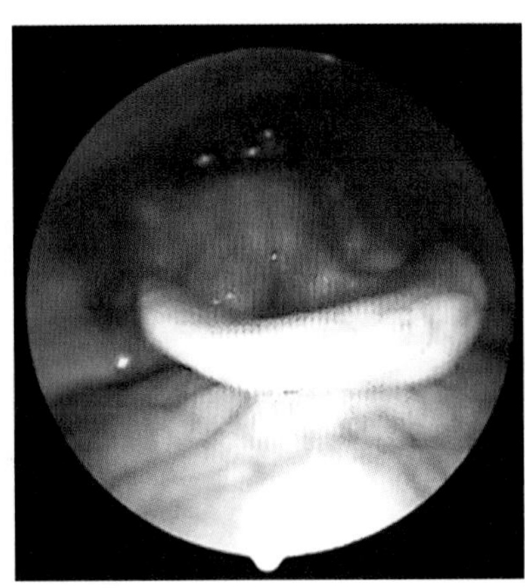
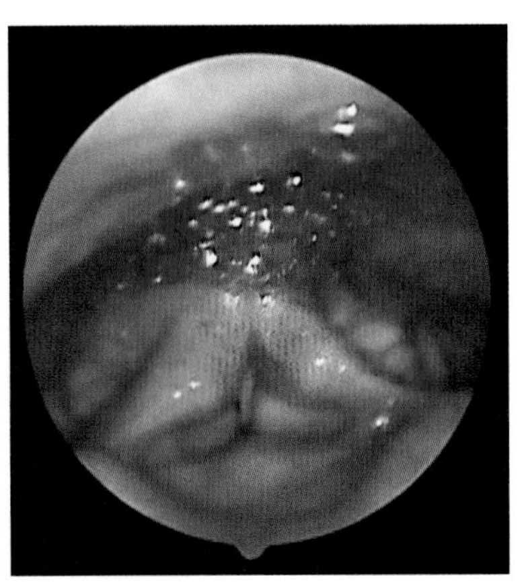

圖 22 ｜咽喉反流的吞嚥內視鏡檢查結果（連續照片）

左：吞嚥後沒有觀察到殘留或誤嚥。
中：過一段時間後，應該已經吞下的凍狀食逆流上來。
右：可以淸楚看到因逆流而變多的凍狀食。

因此，**路易氏體型失智症的患者，不只要注意吞嚥時誤嚥引發的肺炎，也必須小心注意逆流性的吸入性肺炎**。在實際臨床上，也有些患者是吞嚥功能檢查完全沒問題，卻反覆發生肺炎，如果遇到這種狀況，進行診療時就要考慮逆流性肺炎的可能性。

此外，**發生逆流性肺炎前不會觀察到有喉嚨咕嚕聲的現象，但會突然就出現40℃的高燒，這也是特徵之一**。並不是所有案例發燒的狀況都一樣，但請記住這是其中一個特徵。

專欄 逆流的危險因子

除了路易氏體型失智症外，高齡者、女性、駝背等也都是胃食道逆流或咽喉反流的危險因子。此外，橫膈膜疝氣（hiatal hernia），或因癌症等切除胃部的患者，一定會發生逆流。這些症狀也經常發生在高齡者身上，所以就算沒有路易氏體型失智症或帕金森氏症，也千萬不可大意，**照護高齡者時要經常懷疑有逆流的可能**。

①姿勢

逆流的情況會受重力影響，採坐姿時，逆流物會因重力作用回到位於下方的胃，但如果是採仰臥姿勢，就較難被重力影響，逆流風險就會增加。因為用餐後腹內壓會升高，可以採20分鐘左右的坐姿，等待胃內的食物流到十二指腸。**即使因為體力不夠、採坐姿有困難，也不要採完全水平的姿勢，可以採30度左右的半坐臥姿勢，儘量提高上半身的角度。**

有些逆流性肺炎的患者是晚上發生逆流，起床時發高燒。這種情況也是一樣，晚上睡覺時的姿勢不要完全水平，採30度左右的半坐臥姿勢，逆流就能有所改善。對不平躺就無法入睡的患者或許有些困難，但若採半坐臥姿勢還能入睡的患者可以試試。

②藥物

針對食道或胃部活動力差，中藥「六君子湯」或Mosapride（商品名摩舒胃清等）被認為是有效的。但針對路易氏體型失智症或帕金森氏症，因為沒有大規模的系統性研究，無法斷言這些藥物是否能有效預防逆流性肺炎。在實際臨床上，我也的確曾遇過有患者因這些藥物而逆流狀況減輕、肺炎頻率降低。必須觀察每個患者的狀態，再判斷是否需要投藥，或是否繼續投藥。

③調整用餐份量

當「肚子很飽」時，因為腹內壓升高，逆流的機率就會增加。如果是年輕人，食物進入胃後胃會隨之擴張，但若是高齡者，胃擴張的能力會變弱[*8]。所以，比我們以為的更少量的食物就會讓高齡者覺得「肚子已經很飽了」。

這種情況下可以減少一餐的量，注意儘量不要把胃填太滿（圖23）。但如果因為減少每次用餐的量，導致一整天的攝取總量減少而營養不良，那就是本末倒置了。**如果減少每次的用餐量，請藉由在餐與餐之間用點心補足等方法，確保必要的營養量。**

＊8 一般認為，胃的擴張與一氧化氮（有強力的血管擴張作用）相關，邁入高齡後，從血管內皮細胞釋放出的一氧化氮就會變少，胃就會慢慢無法再擴張。

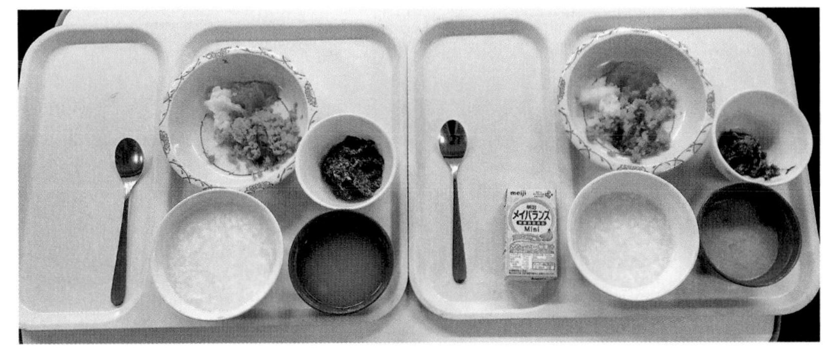

圖 23 ｜**正常量的餐點（左）半份的餐點（右）**

如果患者吃正常量的食物會很飽，導致逆流風險增高，有時也可以提供「半份餐」。比起左邊的正常份量，可以明顯看出右邊的半份餐份量較少。半份餐減少的部分，會附上營養品以補足必要營養量。

專欄 **胃變小了？**

隨著年歲增長，常會有人說「胃變小了」，其中一個原因就是胃擴張的能力變弱了。

④半流質的胃造口營養品

從胃造口灌入的營養品多半為流質。流質的營養品經常發生逆流是因為液體的流動性高，如果腹內壓高，就容易逆流回食道。此外，另一個發生逆流的機制是因為，液體進入胃時的刺激較弱，胃無法充分擴張，胃就馬上被填滿、腹內壓升高，最後造成逆流。

為了彌補這些缺點，其中一個方法是不要選擇流動性太高的液體，改注入有點凝固的液體（半流質）的營養品。**實際上，半流質的效果頗佳，臨床上有許多逆流的案例因為將營養品改成半流質後治癒**。利用寒天或增稠劑把流質的營養品調整至半流質也是一個方法，市面上也有販售已事先調整為半流質的營養品。可以在考量經濟的情況下，選擇最適合的方法。

⑤胃造口的其他注意事項

若在胃造口灌食後經常發生逆流，可採取的方法包括：盡可能將灌食速度減緩，或將胃造口導管前端放到十二指腸，而不是只到胃部，但這會讓灌食營養品的時間增加，也可能出現視情況需要使用灌食幫浦（feeding pump）等問題。可對患者或照顧者的負擔狀況進行綜合判斷後，再選出最適合的方法。

此外，如果完全禁止由口進食，也可能會因為食道功能衰退而容易發生逆流。即使有胃造口，由口進食從生活品質層面來看仍舊非常重要，從減少逆流的角度來看，或許也能發揮一些效果。

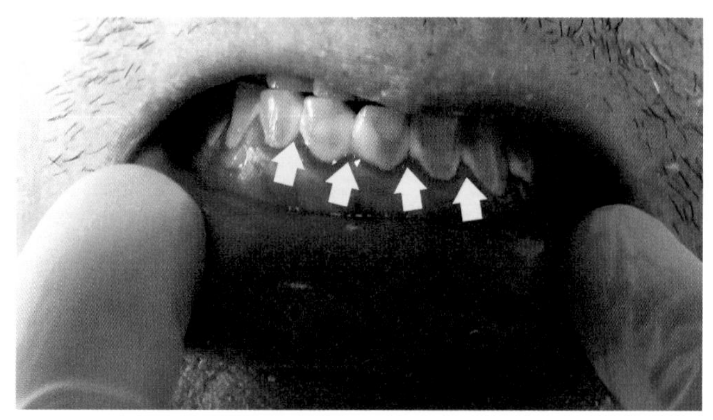

圖 24 ｜**不乾淨的口腔內部（下顎前齒部位）**
因爲平常沒有好好刷牙，牙齒上附著了大量的牙結石與牙菌斑（細菌群）（箭頭處）。
因爲有牙周病，也觀察到牙齦邊緣有發紅的情形。

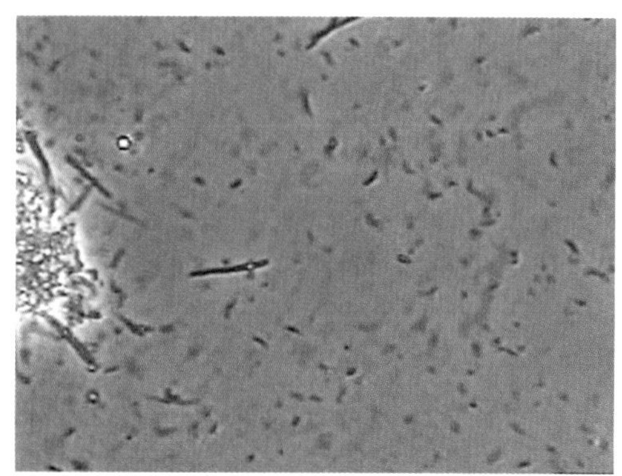

圖 25 ｜**位相差顯微鏡（phase-contrast microscope）中觀察到的唾液細菌**
黑色的點和線全都是細菌。從影像來看就能發現，這些細菌並非靜止的，而是一直在活動。

3）口腔護理

要降低侵襲性，維持口腔清潔很重要，也就是說要確實進行口腔護理。因為口腔內存在多種並大量的細菌（圖24），如果誤嚥，就會讓天秤失衡，傾向侵襲的一側，結果引發肺炎。

據說，不乾淨的唾液當中每1mL中就有10^9個的細菌（圖25），細菌量會因口腔護理而降低。**口腔護理的目的就是藉由減少唾液中的細菌數以減輕侵襲**。此外，一般認為口腔護理也具有提升咽部物質P濃度的效果[7)]。也就是說，**口腔護理也有改善咳嗽反射或吞嚥反射的效果**。事實上，大規模的比較研究也已證實，藉由口腔護理可降低吸入性肺炎發生的機率[8)]。口腔護理的方法日本市面上也已有大量相關書籍，請自行參考。

3 預防吸入性肺炎——提高抵抗力的方法

1）改善營養

免疫功能與營養狀態息息相關。在不同病因失智症的因應方式部分，已經解說了針對進食行為障礙與吞嚥障礙的處理方式，請先參考前文，盡可能增加由口進食量，以改善營養。若營養狀態還是有問題，可以嘗試考慮其他的途徑，並把重點放在改善營養[9)]。改善營養的方法，向營養師諮詢改善是較為理想的作法。

①調整用餐時段

有研究指出，一般高齡者早上由口進食的量會較多[10)]。對於這種早上較有食欲的患者，可以提高早上供應的熱量，儘量在早上就攝取足夠一整天所需的營養量。針對路易氏體型失智症的患者，則藉由預估ON狀態的時段來增加營養攝取量。

②利用點心

食物送進胃裡後，胃因受刺激而擴張，所以能攝取更多的食物。但高齡者這部分的反應變弱，因此有時無法在一餐裡攝取到足夠的量。遇到這種情形時，不妨有效運用點心。許多機構在下午三點都會有一次點心時間，希望增加攝取量時也可以思考是否能增加點心時間的次數。

③運用脂肪

三大營養素中碳水化合物（醣類）和蛋白質提供的熱量每1g約為4kcal，但脂肪為9kal。如果烹飪時能有效運用脂肪，就能提高熱量的攝取量。脂肪占攝取熱量的比例日本人平均約為20～30%，但為了增加熱量，脂肪占熱量比提高至50%也可以。

專欄 **可增加熱量的粉末油脂**

日本市面上也有販售粉末狀的油脂，能夠簡便地補充脂肪，使用這類產品也是一種方法。透過添加在食物中，因為不太會影響原本的味道，就能簡便地增加食物的熱量。

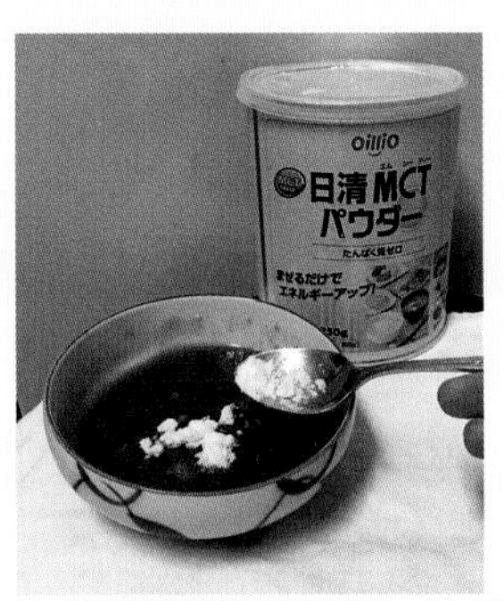

④配合口味喜好

為了增加營養攝取量，不妨有效利用患者的口味喜好。畢竟喜歡的食物就會吃得比較多。阿茲海默型失智症或額顳葉型失智症的患者，因為口味會改變，或是變得有很多堅持，所以可以利用這個特徵，設法增加熱量。最理想的狀態是既能配合患者的口味喜好，同時也能均衡地攝取到所需的營養量與營養素。舉例來說，如果口味變得偏甜，可能就需要一些調整，設法用甜食達到營養均衡的目的。

也有一些高齡者會只吃某些食物，想盡辦法也無法達到營養均衡，但這種時候，**比起營養均衡更應該重視攝取量**。因為攝取量不足較難改善，立即就可能產生營養不良的問題；但當營養不夠均衡時，經常能夠藉由投藥或營養品等來調整，在臨床上引發問題的狀況實際上並不多。

⑤運用營養品

營養品是指能有效補充蛋白質、碳水化合物（醣類）、脂肪、電解質、維生素等維持身體所需營養素的補充品，市面上有開發、販售各式各樣的相關產品（p.30）。從補充特定營養素的產品，到光靠單一產品就能補充所有必需營養素的高熱量營養補充品等，應有盡有，在維持、改善營養上都非常有用。這些產品也經常用在胃造口等經管營養上，但即使是全部由口進食的患者，有時也會用來補足光靠飲食無法充分攝取的營養。

營養品當中有些含豐富的蛋白質。血液檢查時被視為營養指標的白蛋白（albumin）[*9]如果數值過低，為了改善這個狀況有時會選擇蛋白質含量較高的營養品。可是，血清中的白蛋白幾乎都是在肝臟合成的，經口補充沒有太大意義。而且高齡者往往有許多潛在的慢性腎臟疾病，過度攝取蛋白質反而有可能造成腎功能障礙。**如果沒有褥瘡等問題，就沒有必要積極補充蛋白質，一般營養比例的營養品就已足夠**。

＊9 對將白蛋白視為營養指標的看法非常兩極。身體發炎時白蛋白會下降，這與營養狀態無關，所以也有些意見開始認為，白蛋白是一種潛在急性期反應物質。

2）刺激免疫功能——使用疫苗

疫苗是有效提升免疫功能的方法。針對肺炎的疫苗已開發出了肺炎鏈球菌疫苗（pneumococcal vaccine）[*10]，也已實際運用在臨床上。肺炎鏈球菌常常是吸入性肺炎的病原體，**對經常誤嚥的高齡者，為了預防吸入性肺炎，建議接種肺炎鏈球菌疫苗**。

接種流感疫苗也有幫助。如果感染流感後再感染肺炎鏈球菌，容易變成重症，為了減少罹患流感的機會，也建議接種流感疫苗。調查顯示透過接種流感疫苗與肺炎鏈球菌疫苗，能減少肺炎的重症或因肺炎引發的死亡。

＊10 針對高齡者，有Pneumovax® NP（紐蒙肺®23價肺炎鏈球菌多醣疫苗）和Prevenar ®13（沛兒肺炎鏈球菌13價結合型疫苗）。

3）改善咳嗽反射——運用藥物

一般認為，補充咽部物質P和腦內多巴胺的藥物對改善咳嗽反射有其效果。詳情請參考第4篇「改善吞嚥功能的藥物」（p.117）。

4）維持、改善咯出力——運用心肺物理治療

心肺物理治療可以改善、維持呼吸與咯出的功能。高齡者的自主動作會衰退，因此會發生廢用的情況，透過心肺物理治療來維持、改善呼吸功能，是效果可期的作法[11)]。在此簡單說明幾個也適用於高齡失智症患者的手技。

①西式呼吸法（變形）

西式呼吸法（Silvester method）是一種像廣播體操一樣，呼吸時兩條手臂同步舉高、放下的方法。具體方法是吸氣時舉高手臂，呼氣時放下手臂（原本的方法）。但若對象是無法言語溝通的失智症患者，想讓身體動作與呼吸同步會很困難，但即使動作不同步，舉起上臂時胸廓會往伸展的方向用力，也是有效的訓練（變形後的方法）（圖26）。尤其是無力側，因為上臂無法自主運動，胸廓的活動力也會衰退，所以可以把重點放在無力側來進

行。不過，必須注意不要引發疼痛。

②轉體運動

活動上半身（胸椎）的動作也會連帶活動到連接胸椎的肋骨，所以對胸廓可動域是有效的訓練。可進行胸椎前屈、側屈、扭轉等動作，無論是主動或被動動作都可以（圖27）。長期臥床的患者，可以協助他們在仰臥的狀態下屈膝，然後將膝蓋往左右側倒，就能間接地扭轉胸椎。

③肩胛骨內收（挺胸）

有圓背或駝背時，肩膀通常也會往前傾，胸廓不好活動也會無法充分吸到空氣。各位可以試試以圓背姿勢進行深呼吸，相信都能明白無法深深吸氣的感覺。這種時候，心肺物理治療的方法之一就是，讓身體採挺胸姿勢（圖28）。把重點放在無力側進行更具效果。

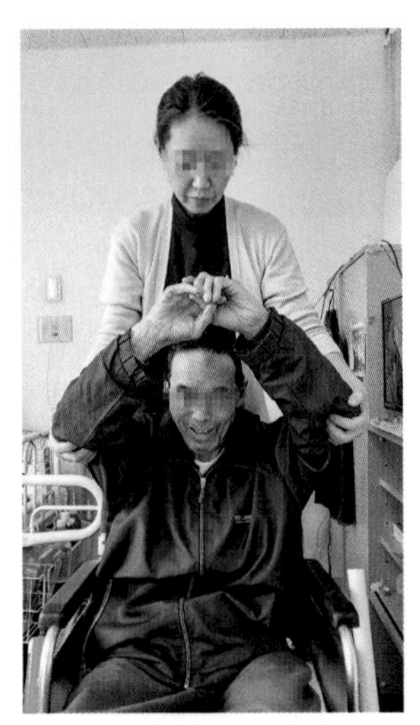

圖 26 ｜**西式呼吸法**

能在吸氣時舉起手臂，呼氣時放下手臂是最理想的，但即使無法與呼吸同步，效果也值得期待。

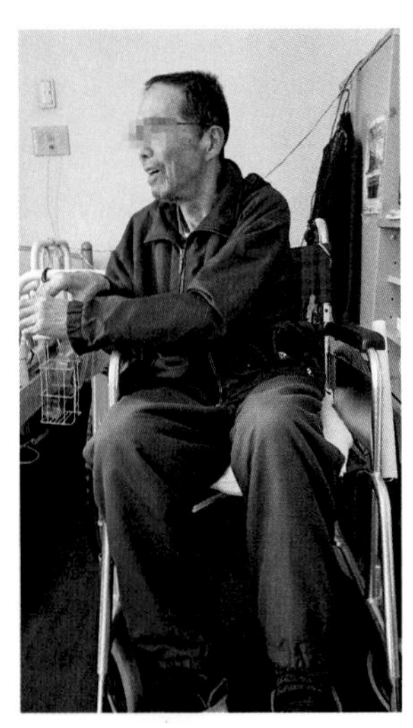

圖 27 ｜**轉體運動**

扭轉胸椎時也會連帶活動到連接胸椎的肋骨，可以訓練胸廓可動域。

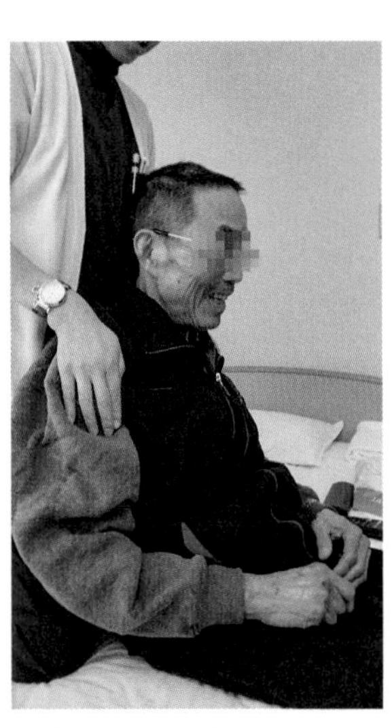

圖 28 ｜**肩胛骨內收**

挺胸的姿勢會讓胸廓擴張。進行時可以有意識地活動肩胛骨。

5）促進排出誤嚥物——心肺物理治療的應用

就算誤嚥，只要能排出誤嚥物，就不會變成肺炎。排出誤嚥物時，能藉由咳嗽喀出誤嚥物很重要，但運用心肺物理治療的手技，也能有助於有效地喀出。

對會嗆咳的患者，有時為了促進排出會輕拍背部（稱為叩擊，percussion／tapping），但現在這個方式被認為無效。尤其**當發生誤嚥時拍打採坐姿患者的背部，好不容易快喀出來的誤嚥物很有可能因為重力而掉落到更深的支氣管裡，會造成危險，所以千萬要避免**。若患者能確實地用力咳嗽，不用特別採取什麼行動，只需在旁守護直到他穩定下來為止。嗆咳力道弱、大量誤嚥時，請嘗試以下方法。

①姿位引流（postural drainage）

是指藉由姿勢或擺位，利用重力把流進氣管或肺部的誤嚥物誘導、排出至大氣道的方法。

身體沒有左傾或右傾、採坐姿用餐時，因為右邊的氣管比左邊粗、角度也較小，所以誤嚥物一般都是流進肺的右下部（圖29）。因此，誤嚥（包含靜默式吸入）食物或口腔護理的水等物時，在用餐或護理結束後，採右肺在上的姿勢躺下，就能有效排出誤嚥物（圖30）。當然，如果無法維持軀幹姿勢，會向左傾倒的患者，誤嚥物進入左肺的機率會變高；在半坐臥姿勢時誤嚥的患者，誤嚥物進入背側的機率較高。此時也可個別考慮左肺在上的側臥姿勢或腹臥（ventral decubitus）姿勢。

進行姿位引流時，誤嚥物上升至喉嚨時（因狀態而異，但約需時3～15分鐘），喉嚨會開始發出咕嚕聲，此時就可以幫助患者咳嗽（圖31）。

專欄　引流的應用

因為引流不太需要患者合作，所以在失智症患者用餐後運用也很容易，有胃食道逆流的患者，餐後躺下會容易導致逆流，必須特別注意。

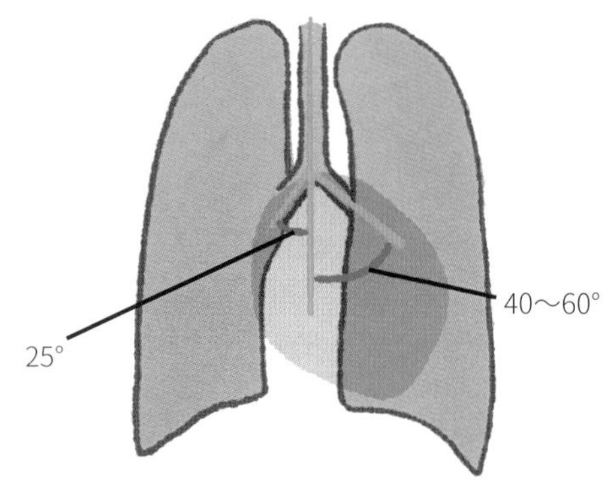

圖 29 ｜**支氣管的走向**

因爲右方的支氣管較粗、角度較小，採坐姿時的誤嚥物有很高的機率會流進肺的右下部。

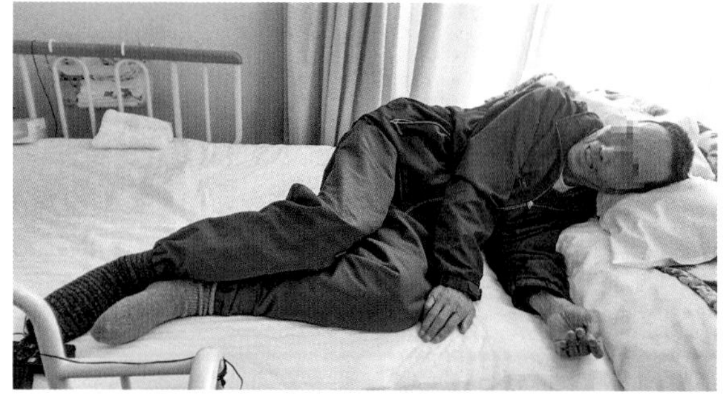

圖 30 ｜**右上側臥的姿位引流**

在採坐姿時誤嚥的引流，以右上側臥的姿勢較爲有效。

②氣管壓迫法

是指從體外給予氣管刺激誘發咳嗽反射的方法。對於無法言語溝通或無法有意識咳嗽的患者來説是有效的方法（圖32）。

壓迫的重點在於瞬間讓氣管變形。透過這個方式，給身體與異物入侵氣管內時同樣的感覺，就能引發咳嗽。如果瞬間壓迫有困難，還有另一種方法是，在緩慢壓迫氣管之後，用指尖如彈壓般瞬間從氣管放開，釋放壓力。

這個手技會有強烈的不適感，請確實釐清成效與侵襲性的平衡後再選用。此外，不熟

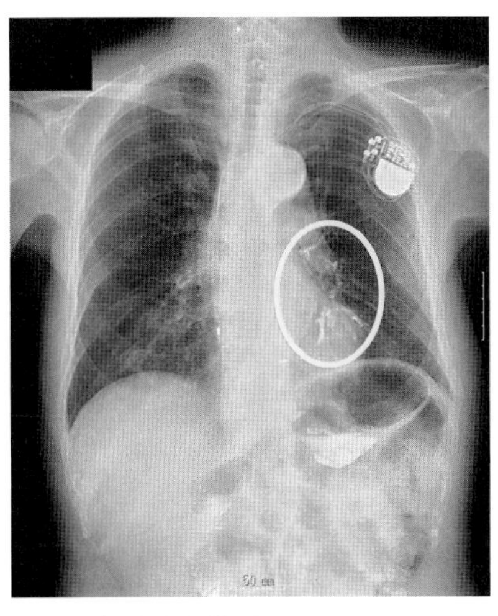

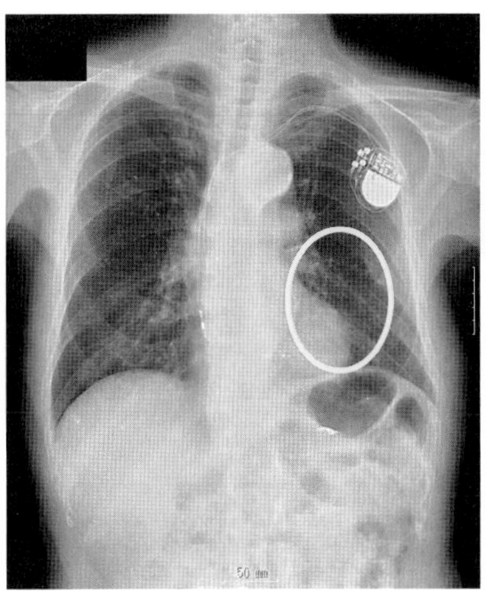

圖 31 ｜引流的效果

胸部 X 光片顯示軀幹左傾導致顯影劑（鋇劑）的靜默式吸入。
左：引流前，左側支氣管有顯影（黃色圓圈）。
右：引流後，已經看不到支氣管內的顯影，可以確認鋇劑已經排出。

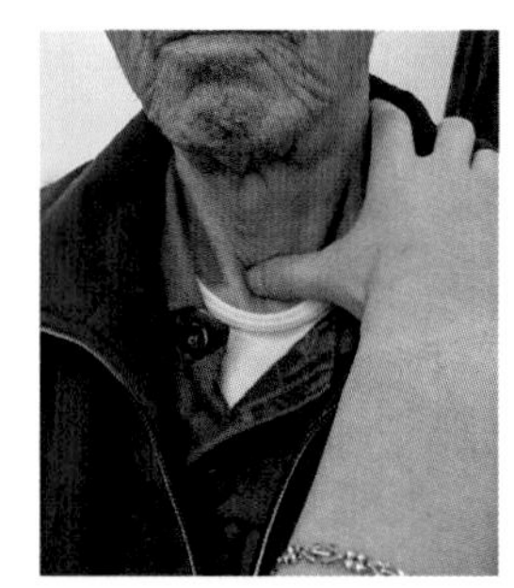

圖 32 ｜氣管壓迫法

用大拇指等用力壓迫氣管，可以促進咳嗽反射。

悉這項手技的人，只會讓對方出現強烈的不適感，所以剛開始時要先接受精通此手技者的指導後再進行。也有些患者就算壓迫也難以誘發咳嗽反射，所以請不要持續進行無效的壓迫。

＊　　＊　　＊

在進行失智症進食支援時，應該避免的不是「誤嚥」。如果想的是迴避誤嚥，往往就會過度嚴格限制患者由口進食。應該避免的是「肺炎」。**不是「不讓患者誤嚥」，而是「即使誤嚥也不會讓患者變成肺炎」，這個觀念非常重要**。為此，不僅要考量患者的吞嚥功能，也必須同時考量呼吸功能、營養狀態、認知功能、咀嚼功能、照護者的人力、口腔衛生狀態、年齡、預後等因素，以釐清不讓患者得到肺炎的界線。在力守這條界線的同時，支援患者由口進食，正是失智症患者進食支援的精髓所在。「瞭解誤嚥、瞭解患者，進食支援就能百戰百勝」。

參考文獻

1）Yamaya, M. et al. Interventions to prevent pneumonia among older adults. J Am Geriatr Soc. 49, 2001, 85-90.
2）野原幹司. “誤嚥性肺炎”. 訪問歯科診療ではじめる摂食・嚥下障害へのアプローチ. 植松宏監修. 東京, 医歯薬出版, 2007, 132-8.
3）上田章人. 誤嚥性肺炎の治療・予防のための投薬. 月刊薬事. 59（9）, 2017, 1916-820.
4）野原幹司. “4 章 嚥下訓練”. 認知症患者の摂食・嚥下リハビリテーション. 野原幹司編. 東京, 南山堂, 2011, 59-68.

5) Gordon, CM. et al. Neuroanatomy of human appetitive function: A positron emission tomography investigation. Int J Eat Disord. 27, 2000, 163-71.
6) 深津ひかりほか. 内視鏡を用いた嚥下直前の食塊の観察. 日本摂食嚥下リハビリテーション学会誌. 14 (1), 2010, 27-32.
7) Yoshino, A. et al. Daily oral care and risk factors for pneumonia among elderly nursing home patients. JAMA. 286, 2001, 2235-6.
8) Yoneyama, T. et al. Oral care and pneumonia. Oral Care Working Group, Lancet. 354, 1999, 515.
9) 野原幹司. "6 章 栄養へのアプローチ". 前掲書 4), 93-100.
10) 熊谷修. 高齢者の栄養改善アセスメント. 総合ケア. 15 (7), 2005, 16-21.
11) 野原幹司. " 誤嚥・誤嚥性肺疾患予防のための呼吸理学療法 ". 言語聴覚士のための呼吸ケアとリハビリテーション. 石川朗編. 東京, 中山書店. 2010, 119-21.

第 4 篇

與進食相關的藥物

——嗆咳、無法進食都是藥物的錯？

說得武斷一點，因為失智症是腦部發生了不可逆的變化，所以失智症造成的吞嚥障礙和缺乏食欲也無法治癒。因為無法根治，所以才更需要進食支援。但是，失智症之外的原因所引發的吞嚥障礙或缺乏食欲是可以改善的，尤其是因藥物不良事件[*1]所導致的情況。因藥物導致的吞嚥障礙（藥物性吞嚥障礙）、缺乏食欲，透過改變、中止用藥，就可能有所改善。此外，有些藥物也有改善吞嚥障礙或食欲不振的效果。下面將解說與進食有關的藥物。

＊1 高齡者不僅會受藥物副作用的影響，也會有因藥物主作用太強而導致的傷害。這些因藥物引發的副作用，全都稱為「不良事件」。

注意：改變藥物必須向主治醫師諮詢，並謹慎處理。

1 影響吞嚥功能的藥物（表 1）

表 1 ｜影響吞嚥功能的藥物

降低吞嚥功能的藥物	改善吞嚥功能的藥物
安眠藥（抗焦慮藥物）	ACE 抑制劑
抗精神病藥物	Amantadine
止吐藥	Cilostazol
鎮咳劑	半夏厚朴湯
抗癲癇藥物	
肌肉鬆弛劑	

藥物性吞嚥障礙

CASE STUDY

藥物性吞嚥障礙即使身為醫師的人熟悉的也不多。

距今七、八年前（2014 年左右），有位患者前來就診，希望能處理用餐時的嗆咳。這是一位腦中風的患者，檢查他的吞嚥功能後發現，他不僅吞液體會誤嚥，也有大量固形物的誤嚥。從他的中風部位與程度來看，一般應該不會發生這麼嚴重的誤嚥…… 後來才發現他有服用可能讓吞嚥功能降低的藥物（抗精神病藥物）。因為懷疑是藥物導致的吞嚥障礙所以和開立處方的醫師討論「可能因藥物導致吞嚥功能低下，請考慮中止或改變藥物」時，對方的回覆卻是「怎麼可能因藥物導致吞嚥功能降低」。但後來我還是設法請他停藥了……而用餐時的嗆咳也幾乎不再發生了。

1）讓吞嚥功能降低的藥物——引發藥物性吞嚥障礙的藥物

臨床上，在失智症患者「能夠治癒的吞嚥障礙」中，最具代表性的就是藥物性吞嚥障礙[1)]。如果懷疑患者有誤嚥，第一步要做的就是檢查所使用的藥物。失智症造成的吞嚥障礙雖然無法治癒，但**肇因於藥物的吞嚥障礙可以根治。千萬不要錯失了治療的機會**。

①不能使用精神藥物嗎？

會影響精神活動的藥物總稱為精神藥物[*2]。精神藥物經常給人有一種會影響吞嚥的負面印象。的確，在精神藥物當中對吞嚥有負面影響的藥物不少，但不代表所有的精神藥物都不好。這裡將具代表性的精神藥物整理如下。

＊2 廣義來說，酒精等嗜好品、興奮劑等迷幻藥等也包含在精神藥物內，但一般來說精神藥物是指用於治療精神疾病的藥物。具體來說包括了抗精神病藥物、情緒穩定劑、抗憂鬱藥物、抗焦慮藥物、安眠藥、心理刺激藥物(psychostimulant drug)、失智症治療藥物等。

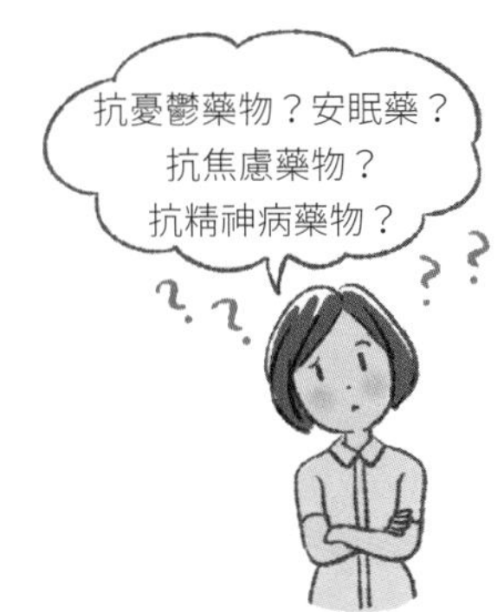

與精神相關的藥物或許給人一種「對吞嚥有害」的印象。讓我們不要一概而論，先記住它們的分類。

表2｜常用的抗憂鬱藥物

三環抗憂鬱藥物	四環抗憂鬱藥物
Clomipramine（Anafranil・安納福寧）① Nortriptyline（Noritren・腦裡得歛） Amitriptyline（Tryptanol・特定腦） Amoxapine（Amoxan） Imipramine（Tofranil・妥富腦）	Mianserin（Tetramide） Maprotiline（Ludiomil・低落美）
選擇性血清素回收抑制劑（SSRI）	**血清素與正腎上腺素回收抑制劑（SNRI）**
Paroxetine（Paxil・百可舒） Sertraline（Zoloft・左洛復） Escitalopram（Lexapro・立普能） Fluvoxamine（Depromel、Luvox・無鬱寧）	Duloxetine（Cymbalta・千憂解） Milnacipran（Toledomin・鬱思樂） Venlafaxine（Efexor・速悅）
正腎上腺素和特定血清素抗憂鬱劑（NaSSA）	**其他**
Mirtazapine（Reflex・樂活憂、Remeron・樂活優）	Trazodone（Desyrel）

編註①表格內的藥名黑字爲成分名，藍字爲商品名。日本醫療界會使用與台灣不同商品名的藥物，商品名也常隨時間更換，查詢台灣用藥時以成分名來檢索較爲準確。或請向醫師詢問。

● **抗憂鬱藥物**（表2）

高齡失智症患者當中，也有些患者會服用某些處理情緒沮喪與「憂鬱」狀態的藥物。目前經常使用的是選擇性血清素回收抑制劑（SSRI）和血清素與正腎上腺素回收抑制劑（SNRI），這些藥物在飲食方面雖然會有口乾舌燥的副作用，但並不會成為誤嚥等吞嚥障礙的原因。

此外，三環或四環的抗憂鬱藥物雖然使用頻率較低，但不只會導致口乾舌燥，也會損害吞嚥，必須特別注意。

● **安眠藥（抗焦慮藥物）**[*3]（表3）

苯二氮平類（Benzodiazepines, BZD）的安眠藥物不僅會讓人想睡，也有肌肉鬆弛的作用（圖1）。結果就導致**連與吞嚥相關的肌肉也被放鬆，有時這會成為夜間誤嚥的原因**。此外，有Z字藥[*4]之稱的非苯二氮平類安眠藥，雖然也有同樣的安眠作用，但肌肉放鬆的作用較少，所以不太會造成誤嚥。也就是苯二氮平類藥物要特別留意，Z字藥尚可的感覺。

還有，苯二氮平類藥物會溶於體內脂肪，因為積存在脂肪內的藥物會再度釋放進血液，所以在脂肪量相對增加的高齡者身上，藥效會拖拖拉拉地持續很長時間，結果明明是做為安眠藥使用，有時卻會一直嗜睡直到早上[2)][*5]。當出現「早晨狀況不好」「早餐時容易嗆咳」的症狀時，不妨重新檢視安眠藥的內容。但若是超短效型的安眠藥，就幾乎不會成為早餐時誤嚥的原因。

＊3 安眠藥和抗焦慮藥有許多都是共通的，在這裡一併整合介紹。

＊4 Zolpidem（Myslee®）、Zopiclone（Amoban®）、Eszopiclone（Lunesta®）這些藥物的名字裡都有「Z」，所以被稱為Z字藥。

＊5 如果藥物的效果會持續到第二天早上，就是所謂的「遲滯效應」(carry-over effect)。

表3｜常用的安眠藥（抗焦慮藥物）

苯二氮平類	
●超短效型（半衰期2～4小時） Triazolam（Halcion・酣樂欣） ●短效型（半衰期6～12小時） Brotizolam（Lendormin・戀多眠） Lormetazepam（Loramet・樂得眠、Evamyl） Rilmazafone（Rhythmy）	●中效型（半衰期12～24小時） Flunitrazepam（Silence・悠然、Rohypnol・羅眠樂） Nitrazepam（Benzalin、Nelbon） Estazolam（Eurodin・悠樂丁） ●長效型（半衰期24小時以上） Quazepam（Doral）
非苯二氮平類（Z字藥）	
Zolpidem（Myslee） Zopiclone（Amoban） Eszopiclone（Lunesta・魯尼斯塔）	
褪黑激素受體作用劑（melatonin receptor agonist）	
Ramelteon（Rozerem・柔速瑞）	
食欲激素受體拮抗劑（orexin receptor antagonist）	
Suvorexant（Belsomra）	

黑字爲成分名，藍字爲主要商品名

苯二氮平類	安眠作用 ＋	抗焦慮作用 肌肉鬆弛作用
非苯二氮平類（Z字藥）	安眠作用	

圖1 ｜安眠藥的分類

苯二氮平類藥物由於有安眠加上抗焦慮作用，所以也會作爲抗焦慮藥物使用，但因爲有肌肉鬆弛作用，所以有時會成爲誤嚥的原因。

非苯二氮平類藥物以安眠作用爲主，因肌力降低導致誤嚥的風險不高。

Z字藥不會作為抗焦慮藥物使用，但苯二氮平類藥物會。因為這些處方的藥效會在白天出現，所以必須注意白天唾液或食物的誤嚥。

新型安眠藥還有褪黑激素受體作用劑（melatonin receptor agonist）和食欲激素受體拮抗劑（orexin receptor antagonist）等，在我的經驗裡，目前並沒有患者因為這些藥物導致誤嚥情形增加。

● **抗精神病藥物（重鎮定劑）**（表4）

治療思覺失調症（Schizophrenia）是抗精神病藥物最典型的使用方式，在高齡失智症患者方面，有時會運用來治療夜間譫妄或幻覺等症狀。被分類於抗精神病藥物的絕大多數藥物都是藉由阻斷多巴胺來改善譫妄或幻覺等症狀。雖然譫妄或幻覺等症狀會獲得改善，但由於阻斷了多巴胺，因此也會有帕金森氏症候群[*6]、物質P分泌減少、咳嗽反射減弱等的副作用（圖2）（請參照第3篇「靜默式吸入」，p.85）。**在我的臨床經驗裡，會引發藥物性吞嚥障礙的藥物，以這類抗精神病藥物為最多**（圖3）。

＊6 帕金森氏症候群包括安靜時震顫（顫抖）、僵硬（肌肉僵直）、運動遲緩（動作緩慢，不太能活動）、姿勢平衡障礙（無法維持姿勢）等，是錐體外症候群之一。在臨床上使用時，帕金森氏症候群有時幾乎與錐體外症候群同義。

表4 ｜常用的抗精神病藥物

傳統（之前就有）	非典型（相對較新）
Chlorpromazine（Wintermin · 穩舒眠、Contomin）	Risperidone（Risperdal · 理思必妥）
Levomepromazine（Hirnamin、Levotomin）	Paliperidone（Invega · 思維佳）
Perphenazine（PZC、Trilafon · 奮乃靜）	Perospirone（Lullan）
Haloperidol（Serenace）	Blonanserin（Lonasen）
Sulpiride（Dogmatyl · 脫蒙治、Abilit · 安百利得、Miradol）	Olanzapine（Zyprexa · 津普速）
Tiaprid（Gramalil）	Quetiapine（Seroquel · 思樂康）
	Clozapine（Clozaril · 可致律）
	Asenapine（Sycrest）
	Aripiprazole（Abilify · 安立復）

黑字爲成分名，藍字爲主要商品名

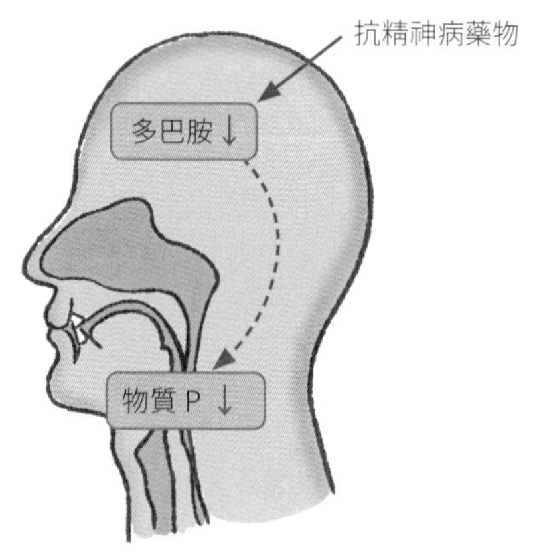

圖 2 ｜**多巴胺與物質 P**

當多巴胺的作用因抗精神病藥物而受阻時，物質 P 的濃度就會降低，吞嚥、咳嗽的反射也會因此減弱。

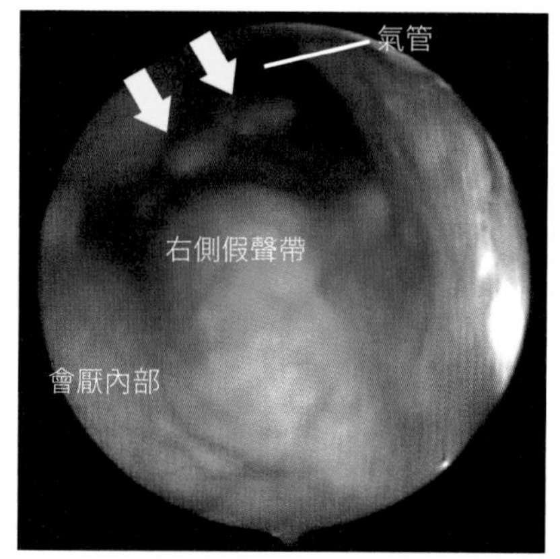

圖 3 ｜**服用抗精神病藥物患者的吞嚥內視鏡觀察結果**

原本有少量的水分誤嚥，服用抗精神病藥物之後，連誤嚥（箭頭處）了固體物（米飯）也不會咳嗽。

抗精神病藥物分為從以前就有的傳統藥物，以及相對較新的非典型（新一代）藥物。傳統抗精神藥物的主作用較強，相對地副作用也強，一般認為容易成為帕金森氏症候群或吞嚥障礙的原因。另一方面，非典型的副作用雖然較小，但最近才發現在高齡者身上，導致帕金森氏症候群或吞嚥障礙的比例比想像中來得高[3)]。

專欄　服用抗精神病藥物的風險

也有研究指出，高齡失智症患者可能因長期服用抗精神藥物而提高腦血管疾病或死亡的風險，因此希望能夠儘量停止使用這類藥物。

開立抗精神病藥物處方的原因，除了真有需要的情況外，在我經驗中還常遇到①繼續使用急性期時醫院開立的處方、②處理夜間失眠或睡眠障礙、③之前有需要使用但一直用到現在的情況。當發現高齡者持有這類處方時，**請有意識地重新確認「現在是否真有需要」**。

專欄　因抗精神病藥物引發的誤嚥

在我的臨床經驗裡，經常遇到醫師為了治療夜間譫妄而開立抗精神病藥物，結果導致患者重度誤嚥或感染吸入性肺炎。而這個夜間譫妄其實也不是真的譫妄，很有可能是路易氏體型失智症的快速動眼期睡眠行為障礙，或是阿茲海默型失智症的周邊症狀⋯⋯。

尤其，路易氏體型失智症患者原本多巴胺就會變少，再加上如果因抗精神病藥物阻斷多巴胺，就會引發重度的誤嚥。其他失智症患者，也會有因抗精神病藥物所引發的誤嚥，但在路易氏體型失智症患者身上特別常見。臨床上，偶爾也會看到因為沒有發現患者是路易氏體型失智症（被誤診為阿茲海默型失智症等）而開立抗精神病藥物的處方。所以**若看到服用抗精神病藥物，且觀察到有帕金森氏症候群或重度誤嚥的患者，即使沒有被診斷為路易氏體型失智症，也需要懷疑有路易氏體失智症而進行照護。**

②止吐藥會引發吞嚥障礙？——止吐劑的影響

發生嘔吐的機轉其中一條路徑，是多巴胺對腦幹產生作用，將刺激從腦幹送往嘔吐中樞。止吐藥透過阻斷腦幹中多巴胺受體的機制，阻斷多巴胺的作用，抑制送往嘔吐中樞的訊號（圖4）。也就是說，主要的作用部位雖然不同，但止吐藥也和抗精神藥物一樣，會阻斷多巴胺作用。止吐藥除了阻斷在腦幹的多巴胺外，也會阻斷部分大腦基底核的多巴胺，因而引發帕金森氏症候群，使吞嚥、咳嗽反射出現障礙[4)]。

止吐藥當中又以Metoclopramide（商品名Primperan®・腹寧朗）尤其容易對腦部產生作用，容易引發帕金森氏症候群、吞嚥、咳嗽反射障礙等副作用，所以不太會開出這類處方給高齡者（雖然偶爾還是會遇到……），頻率也低。此外，Domperidone（商品名Nauzelin®）被認為對腦部的影響較小，所以常用在高齡者身上，但臨床上因Domperidone導致的吞嚥障礙也隨處可見。

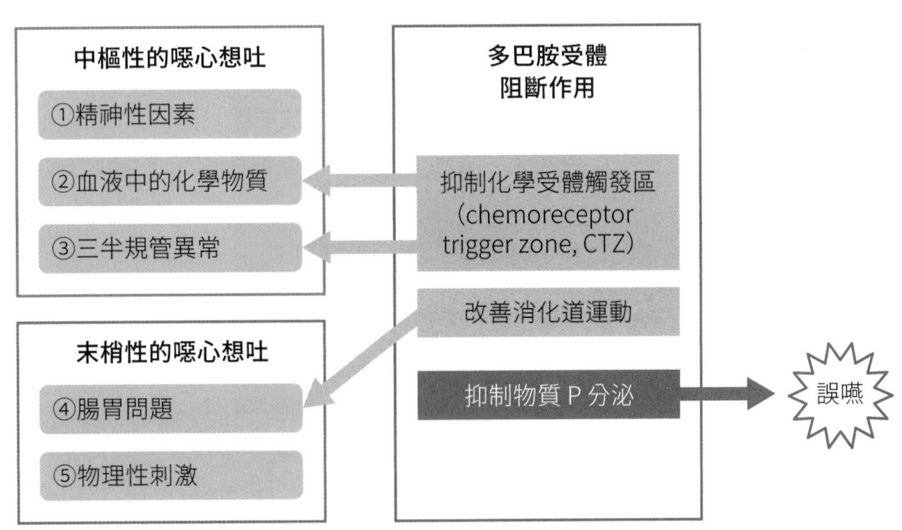

圖 4 ｜**止吐藥的作用機轉**

噁心想吐的原因可分爲中樞性與末梢性，止吐藥藉由阻斷多巴胺對圖中的②③④產生作用，減輕噁心想吐的感覺。
不過，由於大腦基底核的多巴胺也被阻斷，因此會成爲誤嚥的原因。

專欄　因幾年前幾次的嘔吐而服用止吐藥？

我曾經遇過一位高齡患者，醫師明明沒有開出任何會造成噁心想吐的藥物給他，卻只因多年前他吐過幾次，就一直持續服用止吐藥，最後導致吞嚥障礙。在高齡者身上使用止吐藥時，應該慎重衡量用藥的優缺點再決定是否使用。

③不要止咳！——止咳藥的影響

止咳藥雖然不會直接對吞嚥產生影響，但由於是與誤嚥息息相關的藥物，所以特別介紹說明。

咳嗽中樞位於大腦中的延髓，止咳藥會對咳嗽中樞產生作用，有抑制咳嗽的效果，**但同時也會抑制誤嚥時的咳嗽，所以有時會讓顯性誤嚥變成了靜默式吸入**（圖5）。

咳嗽是生物的防禦反應，不該不經考慮加以抑制。若是因為咳個不停無法有充足睡眠，或是因咳嗽消耗大量體力，或許可以考慮使用，但**請在理解「會增加吸入性肺炎風險」的前提下服藥**。止咳藥有時會在感冒時和感冒藥處方開在一起。吞嚥障礙患者盡可能不服用是最安全的作法。

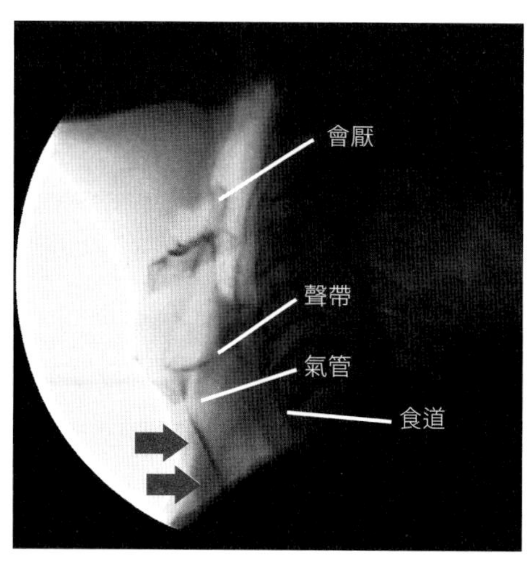

圖 5 ｜靜默式吸入

對正在服用止咳藥的患者進行吞嚥內視鏡檢查，觀察到液體的靜默式吸入（箭頭）。
停止服用止咳藥後，只要有少量誤嚥就會觀察到患者的咳嗽反射。

因止咳藥引起的吸入性肺炎

CASE STUDY

我負責的患者中有一位中風後有吞嚥障礙的76歲男性。經由吞嚥內視鏡檢查發現有少量液體誤嚥，所以囑咐患者與家屬喝水時水要增稠後再喝，雖然偶爾還是會嗆咳，但幾乎都沒有肺炎或發燒的病史，後續復原狀況也十分良好。

但有次突然開始出現反覆發燒、痰也變多等症狀，觀察結果懷疑是吸入性肺炎。檢視他服用的藥物之後發現，在發燒的三天前開始服用止咳藥。詢問家屬後才知道是因為向主治醫師提到患者偶爾會嗆咳、覺得很難受，主治醫師說「那我開藥給你啊！」之後就開了止咳藥。我們緊急聯絡他的主治醫師，說明患者自開始服用止咳藥後就反覆發燒的狀況，當天我們就停用了止咳藥，後來也不再有發燒與多痰的狀況。這位患者的經驗讓我們深刻感受到止咳藥的可怕。

④其他應該注意的藥物

抗癲癇藥物或肌肉鬆弛劑有時也會成為吞嚥障礙的原因。在許多情況下要停用抗癲癇藥物比較困難，但請務必**再次檢視「現在是否需要這項藥物？」**以有效預防誤嚥與吸入性肺炎。

2）改善吞嚥功能的藥物——用藥物進行吞嚥治療？

雖然有些藥物會帶來藥物性吞嚥障礙，但另一方面，也有研究指出某些藥物有望改善吞嚥功能。下面會解說一些在臨床上常用、具代表性的藥物[1)]。

為了能順利進食、不發生誤嚥，就必須維持良好的吞嚥與咳嗽反射，如前面所說，關鍵就是物質P和多巴胺。藥物中有一些有增加物質P和多巴胺分泌量的效果，研究指出透過服用這些藥物可以改善吞嚥功能、預防肺炎發生。

①ACE抑制劑（血管張力素轉化酶抑制劑）

ACE抑制劑有降低血壓的效果，不僅如此，它也同時有阻礙物質P分解的效果。咽部的物質P原本馬上就會被分解，但研究已經證實服用此藥物後物質P不會分解，反而會累積，讓濃度上升，使得吞嚥與咳嗽反射都獲得改善。研究報告指出，透過服用ACE抑制劑，肺炎的發生率在兩年期間降低至三分之一[5) *7]。

＊7 最近有研究指出，中樞作用性ACE抑制劑可能可以降低阿茲海默型失智症的風險，相反地，非中樞作用性ACE抑制劑則可能會提高風險[6)]。**高齡者在使用ACE抑制劑時必須特別注意。**

② Amantadine

是一種用來治療帕金森氏症的藥物，有增加多巴胺的效果，服用後多巴胺濃度會上升，進而被誘發出來的物質P濃度也隨之上升。有研究探討利用此作用預防吸入性肺炎的效果，結果指出肺炎的發生率減少到五分之一[7)]。

這個效果，不僅止Amantadine有，理論上來說，其他能夠提高多巴胺濃度的帕金森氏症治療藥物（含有Levodopa的製劑）都值得期待。

③其他

其他藥物如Cilostazol或「半夏厚朴湯」等，也都因為能夠改善吞嚥或咳嗽反射，有預防吸入性肺炎的效果。

＊　　＊　　＊

這些有望改善吞嚥功能的藥物與吞嚥訓練不同，只要能夠服用，與患者間的語言溝通等並不那麼必要，所以會是失智症患者重要的治療選項之一。只是，就我的臨床經驗來說，不太能夠期待有很明確的成效。因此，希望患者和家屬能充分理解的前提是，**不要因為覺得「會有效」所以服藥，用「多少能夠稍微好一點點」的心態來服藥可能比較好。**

2 影響進食行為與食欲的藥物（表5）

1）降低食欲的藥物——引發藥物性缺乏食欲的藥物

缺乏食欲本就是失智症的症狀之一，並且醫師開立下列處方時甚至還可能會合併藥物性的缺乏食欲[8)]。雖然因失智症引發的缺乏食欲往往難以根治，但藥物性的缺乏食欲只要停藥就會改善。能夠改善的缺乏食欲千萬不能放過。

一些高齡者較常取得的處方在臨床上常遇到會導致缺乏食欲的藥物如下：

表5｜對進食行為與食欲造成影響的藥物

減退食欲的藥物	增進食欲的藥物
毛地黃製劑（Digitalis preparation）	六君子湯
Theophylline	補中益氣湯
Memantine	加味歸脾湯
Pregabalin	十全大補湯
安眠藥（抗焦慮藥物）	人參養榮湯
雙磷酸鹽類藥物（bisphosphonates）	Cyproheptadine
抗失智症藥物	Levodopa 複方製劑
鐵劑	抗失智症藥物
口服糖尿病藥物	Quetiapine
	Mosapride
	抗憂鬱藥物

①毛地黃製劑（Digitalis preparation）

是用於治療心臟衰竭的藥，控制給藥量很困難是它的特徵，若給患者的藥量過多不但沒有效果，還容易引發中毒症狀（缺乏食欲）（圖6）[9]。毛地黃製劑是經由腎臟排出，因此腎臟功能不佳的高齡者必須特別注意。此外，使用於高齡者時即使「以前都沒問題」，但有時也可能因為腎臟功能衰退、改變合併使用的藥物（非保鉀利尿劑、鈣製劑等）或體重減輕等的變化，而呈現中毒症狀。

②Theophylline

是用於治療氣喘、擴張支氣管的藥物，有研究報告指出，透過活化多巴胺神經細胞，Theophylline也有改善吞嚥反射的效果。然而，這種藥物的給藥量也很難控制，給藥量過多會引發缺乏食欲等的中毒症狀。臨床使用的印象是，比起改善吞嚥反射，更常發生缺乏食欲的副作用。**服用Theophylline的患者，如果觀察到食欲不振的症狀，就必須重新檢視處方內容。**

③Memantine（Memary®・美憶）

Memantine於2011年上市，為阿茲海默型失智症的治療藥物，最近有愈來愈多患者服用這個處方。因為是抑制型的抗失智症藥物，副作用包括了頭暈和嗜睡等，因此也可能會造成缺乏食欲。尤其**在失智症終末期，藥效不再值得期待時，必須充分考慮處方的必要性。**

④Pregabalin（Lyrica®・利瑞卡）

是用於神經性疼痛的藥物，有時也會開給高齡者。在日本，針對2010年上市、較新的藥物，較少有研究報告指出對食欲的副作用。但在高齡者身上會觀察到有嗜睡與意識喪失的現象，結果導致食欲不振[*8]。這種藥物的替代品較少，所以有時是不得不使用，但千萬注意不要漫無目的地給藥。

＊8 Pregabalin在國外也會作為抗癲癇藥物使用，是對中樞神經有強烈效果的藥物。

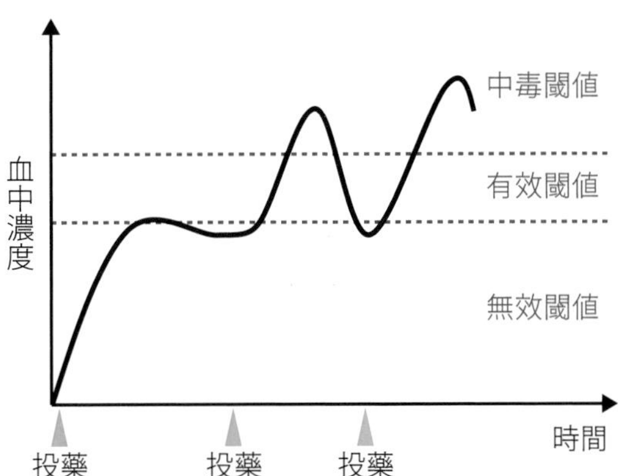

圖6 ｜藥物血中濃度概念圖

有效閾值區間較窄的藥物，特徵在於血中濃度要維持在有效閾值較為困難，較容易呈現中毒症狀。

⑤安眠藥（抗焦慮藥物）

如前所述，苯二氮平類的藥物有肌肉鬆弛作用，會提高誤嚥風險這已經是常識，但它也與缺乏食欲有關。

安眠藥在投藥時要注意藥效會延續到隔天早上的遲滯效應。再加上高齡者代謝藥物的功能衰退，作用往往比預想中來的強。因此，**如果出現不吃早餐、吃早餐很花時間等的症狀時，不妨重新檢視藥物的用量和內容。**

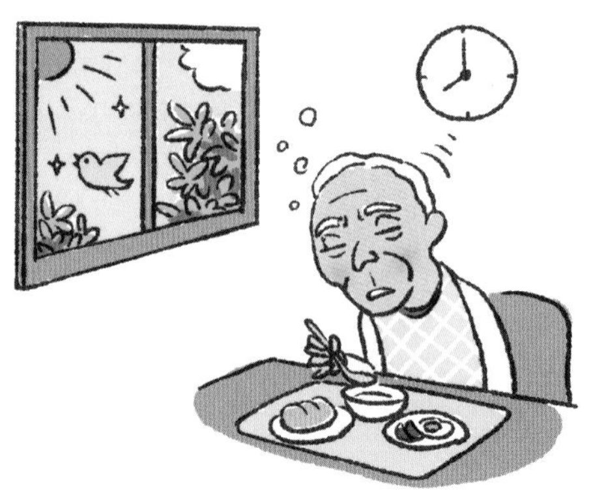

早餐進食出現問題時，要懷疑可能是前一天服用的安眠藥造成的「遲滯效應」。

因為老化等而出現的遲滯效應　CASE STUDY

由我負責的某位患者，他服用 Flunitrazepam（參照 P.112），之後出現了早餐時狀況不佳、不怎麼吃飯的症狀。這位患者從以前開始就一直在服用 Flunitrazepam，過去都沒有類似的症狀，但隨著老化、體重減少、白蛋白數值下降等因素的交互作用，似乎開始出現了「遲滯效應」，但停藥後症狀就改善了。即使持續服用同樣劑量的同樣藥物，有時還是會因為老化或身體狀況變化而發現有藥物不良反應。當處方不變卻有新症狀出現時，也必須重新檢視持續服用的藥物。

後來也有新型的安眠藥如Ramelteon或Suvorexant等，在我的經驗裡，還未遇過因這些藥物而導致缺乏食欲的患者。

⑥其他

雙磷酸鹽類藥物（bisphosphonates）是用於骨質疏鬆症的藥物，有名的副作用是顎骨壞死，但也會因有上消化道的不適症狀而導致缺乏食欲。服藥的基本原則是「空腹時配大量的水一起服用」，但高齡者有消化道運動衰退的狀況，而且很難用大量的水服藥，因此導致藥物停滯在食道或胃部，是容易帶來不適感的藥物。**當已經近乎臥床，骨折風險降**

低時，不妨考慮停藥。

抗失智症藥物的膽鹼分解抑制劑（Cholinesterase inhibitor），有時會讓患者精神更好，有助於增進食欲，但相反地，因副作用引起的噁心想吐，也有可能成為缺乏食欲的原因。症狀在剛開始投藥和增量時容易出現，對已無法溝通表達的高齡者，應該時時留意副作用的症狀。

抗癲癇藥物也會因嗜睡而導致食欲不振。抗癲癇藥物絕大多數都是一邊觀察臨床反應，一邊決定藥物的種類與用量，不過，實際的狀況是很難停藥或更換藥物。

其他較為人所知常開給高齡者的處方，且容易導致缺乏食欲的還包括鐵劑[*9]、口服糖尿病藥物等。

＊9 因鐵劑導致缺乏食欲的情況在印象中比較多。

2）增進食欲的藥物

以下是較有名的對高齡失智症患者缺乏食欲有效的藥物[8]，但使用時必須充分注意副作用的問題。

①中藥

「六君子湯」對胃食道逆流也有效，是比較被廣泛使用的中藥，一般認為也有增進食欲的效果[10]。原本較多對此方的研究都是針對癌症患者或小兒患者，但有時也對高齡失智症患者有效，是有「不吃飯」症狀時常用中藥的第一選擇。

並沒有研究報告明確指出「補中益氣湯」的有效性，但在臨床上認可其有用性。一般認為對精神低落及已陷入營養不良的高齡者有效。

另外，當環境變化等的壓力導致不太吃飯時，可以選用「加味歸脾湯」，癌症等的術後缺乏食欲可用「十全大補湯」，因疾病等導致體力衰退時則可服用「人參養榮湯」等，都有改善食欲的效果。

②Cyproheptadine（Periactin®・佩你安）

此藥原本是第一代的抗組織胺藥，主要功效中並未記載可以增進食欲，但在臨床上用來改善缺乏食欲的效果值得期待。Periactin®・佩你安之外的第一代抗組織胺藥物也一樣，都有可能有助於增進食欲。

不過，第一代抗組織胺藥物因為抗組織胺的作用，容易導致嗜睡，同時也有抗膽鹼作用（anticholinergic effect），所以使用在高齡者身上前，必須特別注意認知功能衰退、活動力衰退、口乾舌燥等的問題。

③Levodopa複方製劑

阿茲海默型失智症在接近終末期時，有時會因肌肉僵硬、無法活動等的帕金森氏症候群，導致活動力明顯衰退，不再進食。處於這種狀況又期待「多少能有點精神，能吃點東西」時，會投予的藥就是Levodopa。有時候，希望少量給藥（Levodopa的量一天是100～

300mg）就能達到同樣效果時，會開出Amantadine（Symmetrel®）的處方。這些藥物也可能有透過補充多巴胺而有改善吞嚥反射和咳嗽反射的效果。

④抗失智症藥物（膽鹼分解抑制劑）

是期待能減緩阿茲海默型失智症惡化而廣泛使用的藥物。眾所周知，是興奮劑類的藥物，有改善阿茲海默型失智症沒精神、無情感等負性症狀（negative symptoms）的效果，缺乏食欲也是這些負性症狀之一，透過服藥有時也能改善。膽鹼分解抑制劑有幾種類型，全都有改善食欲的效果，但其中Rivastigmine（Exelon®・憶思能、Rivastach® Patch・憶思能穿皮貼片等），據說比起其他藥物增進食欲的效果更值得期待[11)]。不過，看似矛盾的是，膽鹼分解抑制劑有時也會成為噁心想吐或食欲不振的原因，所以必須確實觀察服用處方前後的狀況。

⑤其他

抗精神病藥物的Sulpiride（Dogmatyl®・脫蒙治等）、Quetiapine（Seroquel®・思樂康等）也都有增進食欲的效果。有時少量就有效，但高齡者會因為藥物的多巴胺阻斷效果而有導致帕金森氏症候群或吞嚥功能惡化的可能，投藥時必須特別慎重。

其他如抗菌藥物紅黴素（Erythromycin）、腸胃功能調整藥物Mosapride、類固醇藥物Hydrocortisone（CORTRIL®・康體力）、抗憂鬱藥物（SSRI或Mirtazapine）等，也都有研究報告指出對高齡者「不吃飯」的症狀有效。

＊　＊　＊

改善食欲的藥物也和改善吞嚥功能的藥物一樣，並非明確有效，效果往往因患者而異。請務必充分向患者與家屬說明這一點，取得理解後再使用。

＊　＊　＊

或許有些人會覺得「處方是醫師開的，所以與我無關」。雖然開藥的或許是醫師，但能夠觀察與進食相關主、副作用的，是在第一線的醫療、照護人員。投入照護工作之際，請務必充分掌握與進食相關的藥物知識。

參考文獻

1）深津ひかり．嚥下機能を低下・改善させる薬剤．月刊薬事．59（9），2017，1806-10.

2）藤井久彌子ほか．高齢者の薬物療法の問題点：精神科領域疾患．臨床薬理．39, 2008, 18-24.

3）杉下周平ほか．非定型抗精神病薬が嚥下機能に与える影響．日本摂食嚥下リハビリテーション学会誌．18, 2014, 249-56.

4）武井大輔ほか．嘔気・嘔吐の薬物療法．日本緩和医療薬学雑誌．2, 2009, 111-7.

5）Sekizawa, K. et al. ACE inhibitors and pneumonia. Lancet. 352, 1998, 1069.

6）Sink, KM. et al. Angiotensin-converting enzyme inhibitors and cognitive decline in older adults with hypertension: results from the Cardiovascular Health Study. Arch Intern Med. 169（13）

, 2009, 1195-202.
7) Nakagawa, T. et al. Amantadine and pneumonia. Lancet. 353, 1999, 1157.
8) 野原幹司. 食欲を低下・改善させる薬剤. 月刊薬事. 59 (9), 2017, 1801-5.
9) Misiaszek, B. et al. Digoxin prescribing for heart failure in elderly residents of long-term care facilities. Can J Cardiol. 21, 2005, 281-6.
10) Arai, M. et al. Rikkunshito improves the symptoms in patients with functional dyspepsia, accompanied by an increase in the level of plasma ghrelin. Hepatogastroenterology. 59, 2012, 62-6.
11) Uwano, C. et al. Rivastigmine dermal patch solves eating problems in an individual with advanced Alzheimer's disease. JAGS. 60, 2012, 1979-80.

第5篇

對應終末期的方式

1 失智症的終末期

1）失智症的發展

很多疾病都會成為造成失智症的原因，且絕大多數都是進行性的，認知功能會漸漸地衰退。隨著病情惡化，不僅是認知功能，連身體功能也會出現障礙，日常動作也變得困難，甚至連自主動作也變得愈來愈少。現代的醫療並無法阻止這種惡化。最終就會進入臥床，甚至連表達不適都變得困難，直到迎來「終末期」（人生的最終階段）。

2）什麼是終末期

各位應該都曾聽過「終末期」這個名詞，但其實很難為它下個定義，日本老年醫學會所提出「症狀不可逆且是進行性，在所處時代即使盡可能進行治療，仍無法期待症狀好轉或阻止惡化，在不遠的將來還是無法避免死亡的狀態」，是與想像最接近的一種說法。

家屬在患者被醫師宣告為「終末期」時多半還摸不著頭緒，面對眼前的終末期患者有時還會說出「有沒有什麼藥能讓他好轉呢？」「是不是住院比較好呢？」之類的話語。**但正因為是用盡各種醫學方法仍不見改善，才會被判斷為「終末期」。**

3）照護的角度

本書中已就各個病因的失智症說明了各種特徵與進食支援的方法，但**進入終末期後，個別病因失智症的特徵已漸漸模糊**[1]。所有失智症患者對於外來刺激的反應都愈來愈少，進入臥床。在吞嚥上，無法由口進食，或食物一直積在口腔內無法吞嚥，誤嚥頻率變高等這類症狀開始出現。終末期的失智症患者已不可能在不誤嚥的狀況下由口進食。

終末期時身心機能都漸漸衰退，生命也將終結。之前也曾提及，失智症的進食支援是「照護（care）重於治療（cure）」，**這在終末期照護上將更重要**。

2 終末期的進食支援

患者與家屬在面對終末期時都要經歷種種痛苦與糾葛才接受死亡[2]（若是失智症就幾乎都只剩下家屬）。處在這種情況時「一直到最後都想由口進食（想讓患者由口進食）」的需求其實不少。可能是想透過「吃」來確認「活著」吧？也或許正因為是終末期，「吃」這個需求才更被擴大[3]。

終末期是不可逆的，是即將接近死亡的階段。我們無法阻止這個走向。但只要功能還能維持幾個星期，或是雖只有幾天但還能持續由口進食，在終末期這個剩餘時間有限的特殊狀況裡，就算這個「抵抗」只是一時的，對患者或家屬都有非常重大的意義。

失智症到終末期時由於已經無法與患者溝通，且種種身體、精神的症狀也與其他疾病的特徵相異。為了理解失智症終末期進食支援的特徵，在此將簡單解說包含其他疾病在內的終末期的病程[4)]（圖1）。

1） 癌症患者末期的進食支援

除了口腔或咽喉等可能導致吞嚥障礙的癌症外，絕大多數的患者直到過世前幾天都還能在沒有誤嚥風險的狀況下由口進食。直至死亡前二至三週為止，除了疼痛也不太出現其他症狀，日常生活活動（activities of daily living, ADL）也比較能維持。之後由口進食的量會逐漸減少，在死前一週左右會突然無法再進食。

若沒有發生轉移到腦部、呼吸狀態顯著惡化，或因藥物鎮靜導致意識水平下降，患者自身通常能夠明確表達由口進食的意願。當然，此時已不是為了攝取營養而進食的階段。基本原則就是「在想吃的時候，吃想吃的東西」。

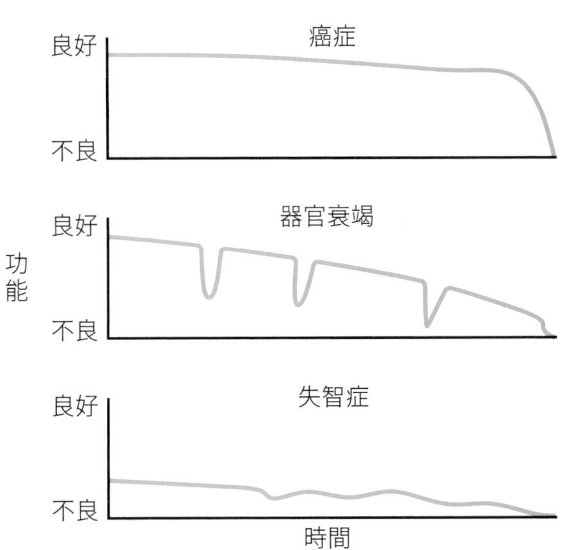

圖1 ｜終末期的示意圖

癌症：功能較能維持到臨終
器官衰竭：反覆惡化後迎來臨終
失智症：功能漸漸衰退，經歷長時間的終末期最終死亡

2） 肺、心臟、腎臟、肝臟疾病等患者的終末期進食支援

慢性阻塞性肺病、間質性肺炎（interstitial pneumonia）、心臟衰竭或腎衰竭等疾病，都會突然惡化、之後又略微恢復，不斷重複這種情況並逐步邁向終末期，最後在不可逆的發作後死去。直到最後一次發作前，患者在某種程度上都是能夠溝通的，誤嚥的風險也不

高，但會因為各項器官的機能衰退導致由口進食變得痛苦。預後會因是否進行靜脈營養或經管營養而有所不同，但基本原則也是「在想吃的時候，吃想吃的東西」。

3）失智症患者的終末期進食支援

比起癌症或器官衰竭的終末期，失智症患者的進食支援要更為複雜（不僅是失智症，其他神經退化疾病也一樣）。原因在於①誤嚥風險高、②難以確認本人的意願、③終末期的期間較長等。

①誤嚥風險高

高齡失智症患者在接近終末期時，開始會觀察到重度的吞嚥障礙、誤嚥等症狀。不只經常發生誤嚥的路易氏體型失智症是如此，在終末期時幾乎所有失智症患者的身上都會看到這樣的狀況。因此，是否由口進食與吸入性肺炎的發生，甚至是預後等都直接相關。所以由口進食要持續到什麼時候、進食量在什麼程度內才是安全的，這些判斷都會變得困難。雖然**能在盡可能不引發吸入性肺炎的範圍內持續由口進食是最理想的**，但要釐清這條界線卻不是口頭上說的那麼容易。

為了避免誤嚥風險，水分及營養的攝取全都經由管路或點滴進行也是一種方式。採用哪些作法，包含預後狀況在內，都必須經過極為審慎的評估，**醫療、照護人員絕對不能誘導患者和家屬選擇醫療、照護人員自己希望的治療方針**。真誠地支持患者與家屬接受充分說明後所選擇的方針，是醫療、照護人員的責任。

②難以確認本人的意願

失智症進入終末期後，幾乎所有患者在表達溝通方面都變得困難。經常會遇到一些患者無法判斷他們是想吃還是不想吃，或是由口進食本身是否痛苦等。以現今的醫療技術也沒有方法客觀地判斷他們的意願。

日本老年醫學會針對高齡者的水分、營養補充方式，發布了一份〈高齡者照護決策過程指引——以水分、營養的管灌導入為中心〉[5)]，這在無法溝通意願的患者身上非常具有參考價值。然而，其中關於「是否已恰當評估吞嚥功能」「是否已盡可能進行進食支援」等的記載卻稍嫌不足，正如〈指引〉的副標所傳達的，重點還是放在判斷是否要導入或持續採用管灌補給的方式上。希望將來能發布一份副標是「以持續進食支援為中心」的相關指引。

雖然也有例外，但對我所診視的有溝通困難的患者，基本上我都會盡可能滿足家屬的希望。**如果家屬希望「讓患者進食」，就算多少都會發生誤嚥，我還是會儘量允許由口進食**。因為我認為「直到臨終前都由口進食」這件事，即使即將死去的患者本人意識不到，但對陪著的家屬來說有極其重大的意義。如果患者到死亡之前都還能由口進食，有時家屬在面對死亡的悲傷之時還能感受到「能陪著患者到最後」的成就感。

③終末期的期間較長

失智症是一種漸漸惡化的疾病，終末期的期間較長，常常很難辨別出是「即將過世」或是「暫時還不會過世」。若是「即將過世」，重視生活品質、「縱使有誤嚥風險但還是讓患者由口進食」的方針就會成為選項之一，但如果「暫時還不會過世」，重視預後、為避免發生肺炎限制由口進食也是一種方針。所以，失智症患者終末期期間較長，也是讓進食支援困難的一大原因。

3 由口進食在失智症終末期的重要性

1）終末期的特殊性

失智症終末期的進食支援牽涉各方錯綜複雜的要素，所以非常困難，必須面對的種種判斷也常常令人左右為難。但不管是否採用胃造口等經管營養（關於胃造口的好與壞，在其他書籍當中已有充分討論，本書就不再談及），持續由口進食仍有各式各樣的優點。如果不是完全無法吞嚥或是會有大量誤嚥的狀況，即使多少有誤嚥，都還是能夠持續由口進食。當然，由口進食並不會讓肺炎或發燒的風險降低，但就算不進食，吞嚥唾液時唾液就有引發肺炎或發燒的風險了。

因此，不要只用吞嚥功能低下或誤嚥等症狀來決定是否由口進食，必須根據終末期的特殊性，把患者的病程發展或甚至是家屬的心情都納入考量後，再判斷是否由口進食。因為持續由口進食有許多好處，值得我們多加思考。

2）由口進食對失智症終末期的意義

①口腔、咽部的護理

完全不再由口進食之後會通過口腔和咽部的只剩下唾液，口腔和咽部活動變少，因此有時會導致痰液或剝離的黏膜上皮結塊讓口腔和咽部骯髒（圖2）。舌苔[*1]也容易變多，有時甚至讓口臭惡化，這些問題都還能靠口腔護理獲得某種程度的改善，但咽部是口腔護理無法處理的部分，能做的大概也只有抽吸了。但抽吸多半會讓患者痛苦，也很難去除咽部所有髒污。**就算少量，透過由口進食讓口腔和咽部變乾淨，口腔護理也能更有效率**（圖3）。

*1 舌苔是老化的上皮細胞和細菌附著在舌頭上形成的。

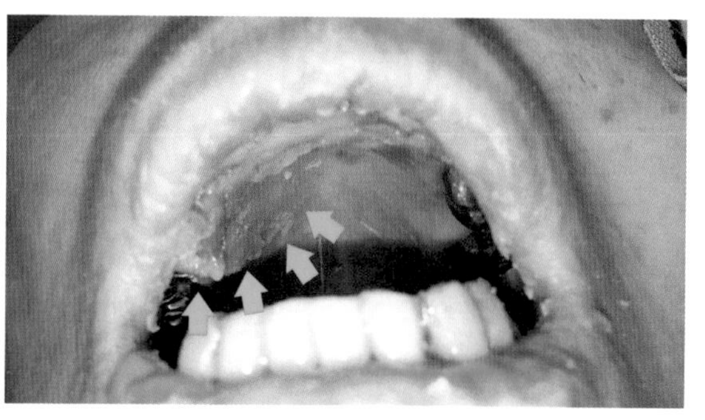

圖 2｜失智症終末期患者身上觀察到的髒污口腔

終末期時因爲口腔活動也會減少，口腔自淨能力也會下降。如果護理不夠完善，痰液和剝離的上皮細胞（箭頭處）很快就會堆積在口腔裡。

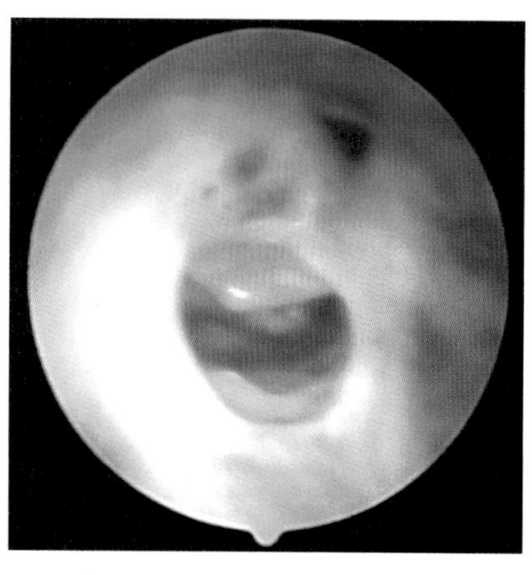

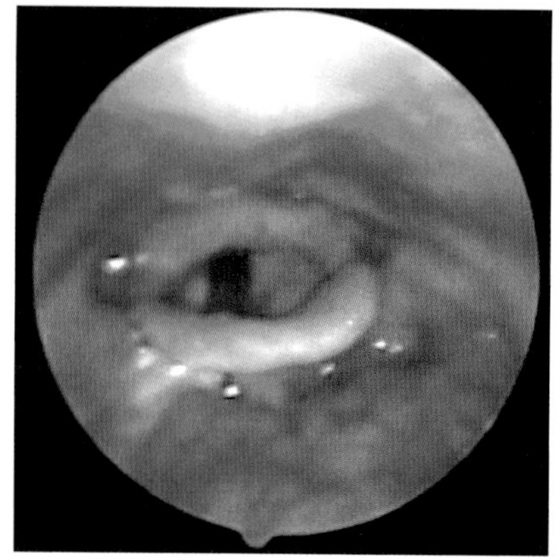

圖 3｜失智症終末期胃造口患者的咽部

左：沒有由口進食，大量痰液附著在咽部，已無法由口進食。抽痰後可由口進食少量的吞嚥果凍。

右：再度開始由口進食之後，一天進食三次凍狀食，一週後觀察到的狀況。雖然有少量痰液，但不再需要抽痰，也可以持續由口進食了。

②維持生活品質

雖然我們無法直接詢問終末期患者的感受，但由口進食還是有助於提升患者的滿足感，也能提升生活品質。**「連一口都沒辦法吃」與「能夠吃一口」，雖然在份量上沒有什麼差別，但以患者或家屬的心情來說，大不相同，**應該避免因裝有胃造口、因為會誤嚥，就輕易全面禁止由口進食。當然，若患者強烈拒絕由口進食，也不需要勉強患者進食。

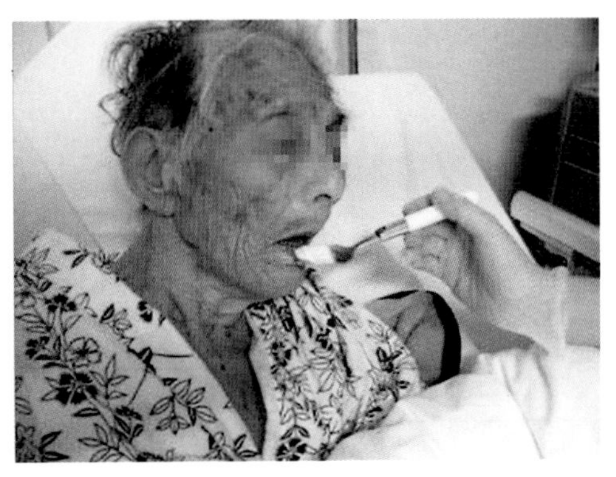

圖 4 ｜阿茲海默型失智症的終末期患者（過世前一週）

由口進食的量變少，偶爾也會觀察到嗆咳。不再有對話，也無法從患者的表情解讀他的情緒。不過，當家屬把糊狀食送進嘴裡時，患者會自己後送然後吞下。

③溝通

對家屬而言，「能讓患者由口進食」也能讓他們的心情滿足。即使是已經無法與人交談、自主動作減少的患者，「由口進食」也常常是一直能持續到最後的行為。就算是失智症惡化，對話時也毫無反應的患者，對家屬把「把食物放進患者嘴裡」的行為，患者還是會用「動嘴巴吞下食物」來回應（圖4）。**這種互動就是藉由非語言的食物進行的雙向溝通。藉由食物的進與出，持續到最後的溝通。**

4 對失智症終末期誤嚥的思考——從照護的角度

看著眼前隨著失智症惡化吞嚥功能逐漸衰退的患者，思索「是否有改善的方式」，努力嘗試各種方法，是醫療、照護人員一定要有的意識。我也一直努力思索各式各樣的照護方式，竭盡所能避免吸入性肺炎或營養不良。然而，一進入終末期，就是會有無法避免的誤嚥，以及即使提供進食支援仍無法避免的營養不良。

但並不會因為終末期時的吞嚥障礙無法改善，醫療、照護人員就無力可施。並不是只有改善、維持才是醫療和照護，**支撐患者和家屬能夠平順地從終末期過渡到死亡，也是醫療、照護人員的重要角色。**

1）不是「不讓患者感染肺炎」而是「預知會有肺炎」

慢性期的照護重點不是「不讓患者誤嚥」，而是「就算誤嚥也不發展成肺炎」，但在終末期，無論心肺物理治療或口腔護理做得再好，都還是會發生無法預防的吸入性肺炎。在現代醫學裡，失智症者的腦部萎縮無法阻止，伴隨萎縮出現的吞嚥障礙導致的吸入性肺炎，雖然在某種程度上能防止，但卻不可能完全避免。因此，**重點是在判斷「有吸入性肺**

炎的高風險」之後，事先向家屬說明。

當家屬知道患者有肺炎的潛在風險，就能在發現肺炎初期症狀時及早因應。更重要的是，若家屬對肺炎有心理準備，就不會恐慌，也就能及時聯絡主治醫師或處理住院事宜。預期之外的肺炎最會讓家屬陷入混亂。

事先向家屬說明吸入性肺炎風險高，還有另一項優點，這樣家屬就能更冷靜地思考是否要為了避免誤嚥裝設胃造口。因預期之外的肺炎而住院，醫師又突然提出胃造口的問題，光是因肺炎就已陷入恐慌的家屬，根本就很難冷靜判斷是否需要裝設胃造口。

從判斷患者有肺炎的潛在風險時開始，就和家屬一起充分討論胃造口的優缺點，並在實際發生肺炎之前就和家屬一起進行是否裝設胃造口的思考，是醫療、照護人員在終末期能夠做到的重要照護職責。

無法治癒的患者

CASE STUDY

有位患者曾讓我感受到「預知會有肺炎」的重要性。當時我在醫院已累積了5年的臨床經驗，是我以為（不如說是我「誤以為」）自己無論什麼類型的吞嚥障礙在某種程度上都能應付的時候。

有一位委託我居家訪視的阿茲海默型失智症合併中風的90歲女性患者。她有溝通與表達困難，看起來勉強能採坐姿，實際上是近乎臥床，家屬表示：「最近嗆咳的狀況增加了」。初診時我為她進行吞嚥內視鏡檢查後，發現有誤嚥水的狀況，所以我（有點得意地？）指導家屬「在水裡加點增稠劑再喝」，決定觀察後續發展。

據說添加增稠劑之後用餐時的嗆咳減少了，餐點的攝取量也很穩定，家屬都很開心，但好景不常。1年之後，隨著病情惡化，即使添加增稠劑也開始會嗆咳，所以我拼命設法減少誤嚥，嘗試調整食物稠度或用餐姿勢等，提出了各式各樣的處理方法，但用盡千方百計還是無法消除誤嚥。曾以為自己無論怎樣的吞嚥障礙都能應付，但這個案例真的讓我深感挫折、顏面無光，我只能向家屬說「無論怎麼做都還是會誤嚥，很抱歉」，倍感無力地離開了患者家。

後來我還是一直很在意這位患者的狀況。幾個月後，家屬打電話來醫院。是工作人員接的電話，來電內容總結就是這位患者「因為吸入性肺炎住院了」。我覺得非常抱歉而且遺憾，正想「我無法治好她的誤嚥，或許他們不會希望再回診了吧……」的時候，家屬又來電了。他們說「出院了，所以希望請醫師再到家裡來看一下。」

老實說，我實在提不起勁居家訪視，但我還是調整心情前往，結果家屬對我說了一句完全出乎我意料的話，他們向我說「謝謝」。我連家屬會向我抱怨「為什麼都請醫師您來看了還會感染肺炎呢！」的心理準備都做好了，我明明沒治好她的誤嚥，患者還感染了肺炎，但他們卻對我說「謝謝」，這讓我感覺非常不自在。詢問家屬原因，家屬說：「因為您告訴我們『她就是會誤嚥』，所以發燒時我們就懷疑『或許是肺炎？』，並能冷靜地馬上進行處理。」

身為一個醫療人員，自己沒有治癒症狀卻被感謝，那個大夢初醒的感覺我至今記憶猶新。當時的經驗讓我學到了「即使無法治癒誤嚥，身為醫療人員或許還是有一些能做的事」。

後來，這位患者的吞嚥功能還是漸漸衰退了，最終還是因為反覆發生「吸入性肺炎」而過世。當我聽到患者最終還是因為她最應該預防的疾病而過世時，當然還是相當沮喪，但後來剛好有某個機會和家屬見面，他們還是對我說了「謝謝」。原來是因為「無論是誤嚥或是肺炎，醫師全曾向我們說明，我們也都理解。在理解之後我們決定不選擇胃造口，而是就算有誤嚥，也持續由口進食直到最後。所有的一切家人都充分理解並接受，最後也能按照我們自己決定的方針走完最後一程。對於在決定方針的階段，就讓我們家屬加入一起討論，我們覺得很開心。謝謝您。」

這個經驗，無疑是我做為臨床醫師的重大基礎。

2）在迎接死亡之前——針對臨終的因應方式

失智症終末期的患者即使是少量誤嚥，也容易發展成吸入性肺炎，而且常是一旦感染了肺炎就會反覆不斷地發生。而且肺炎與預期餘命長短也息息相關。因此從預防肺炎的角度來思考，有時會因為在吞嚥檢查時觀察到誤嚥，就禁止由口進食（這種狀況意外地多）。

如果是中風恢復期或重大手術後的患者，就算「目前」會有誤嚥被禁止由口進食，但「之後」隨著身體狀況恢復，還是有可能再度由口進食。但**失智症終末期的患者因為「目前」會有誤嚥而禁止由口進食，就極有可能「再也無法」由口進食**。因為功能幾乎不可能比目前的狀況更好，所以在進行進食支援時，千萬不可忘記「終末期」的特殊性。

在追蹤接近死亡的患者時，家屬偶爾會問我「這種狀況讓患者由口進食沒問題嗎？」這種時候我都會回答「就算不讓他吃也不會沒問題」。是不是把這句話說出口，當然是視情況而定，但考慮到接近死亡的特殊性，「考慮過肺炎的風險後若不由口進食可以活一個月」或「考慮過肺炎的風險後由口進食可以活一個星期」，也會成為一項必須進行的選擇（圖5）。如果選擇後者，預期餘命雖然少了三個星期左右，但我認為一個月和一星期並沒有

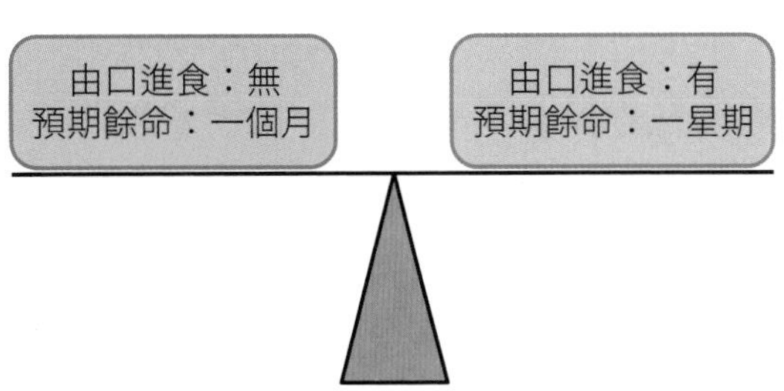

圖5｜終末期時的選擇

並沒有「哪個答案才是正確的」，一邊思考一邊下決定的過程本身就具有意義。

哪一項選擇是絕對正確。由患者、家屬和醫療、照護人員一起深思熟慮後決定哪一項選擇最適合患者，這個過程正是最深具意義的，不是嗎？

3） 價值導向的醫療

過去的醫學，絕大多數都將預防疾病和增加預期餘命視為目標成果，在吃了某種藥就能預防心臟病，或給予某種衛教就能長壽等方法上累積了許多證據。這種以證據為基礎的醫療稱為實證醫學（evidence based medicine, EBM），在臨床上已相當普及。

但在失智症終末期，預防疾病和延長預期餘命等的價值就會相對地降低。在終末期這個特殊狀況下，預防疾病和壽命延長的意義已經近乎無限小。如果限制活動或許壽命能夠稍微延長，但對患者和家屬而言，比起延長壽命，有時更在乎的是患者有想做的事、家屬有想為患者做的事。至少持續由口進食、不裝設胃造口、就算感染肺炎也不住院能在家和家人一起，這些事或許都比延長壽命更有價值。正如前面所說，「價值」因患者而異，而以這些「價值」為導向的醫療就稱為以價值為導向的醫療[6)]（Value based medicine, VBM）。這個價值不是由指引手冊或流程圖所決定，而是由患者和家屬共同討論後決定的。

雖然如此，但察覺患者所重視的「價值」非常困難，而且要實踐這個「價值」所需的各項要素也都各有其優缺點。實踐雖然困難，但**實踐以價值為導向的醫療才是失智症終末期的患者必須的醫療**，或許對從事終末期醫療、照護的人而言，這也才是最深奧之處。

5 直到最後——終末期的進食支援

1） 奧斯勒醫師的話

「肺炎是高齡者之友」，這是十九世紀知名內科醫師威廉．奧斯勒（Dr. Williams Osler）的名言。很多人把這句話解讀成，它是在暗示我們「對高齡者而言，肺炎是非常切身的疾病」「高齡者會經常發生肺炎」。的確，許多高齡失智症患者在進入終末期後就會感染肺炎，而且絕大多數都會不斷反覆發生。但又有別的說法指出，其實這句話真正的解釋並非如此。

或許最初奧斯勒醫師只是感嘆「高齡者真的經常感染肺炎」而寫下了這句話，但晚年他或許還因為有「肺炎不會疼痛，且它會帶高齡者遠離其他更痛苦的症狀。與其說它是高齡者的敵人，彷彿更像是引導高齡者走向安詳死亡的朋友」這樣的意思，說出了「肺炎是高齡者之友」這句話。

2）失智症終末期的肺炎

肺炎是許多高齡者的死因。因為現代醫療經常都把「不讓患者死亡」視為成果，所以對醫療、照護人員來説，對一般民眾來説，對肺炎的認知都還是「必須預防」「必須治癒」。

可是，該用什麼角度思考失智症終末期的肺炎呢？因為終末期的特殊狀況，在「按照患者的『價值觀』竭盡所能」的前提下，或許肺炎就不一定是「應該預防、應該治療」，也可能是「應該接受的終點」。我每天在高齡失智症患者進食支援的臨床工作上竭盡全力，總是一邊回想著奧斯勒醫師「肺炎是陪伴高齡者走到終點的朋友」這句話，一邊陪伴患者走向終點。當然，是盡可能可以持續由口進食的終點。

3）為終末期增添色彩的進食支援

能為終末期——這個死亡就在眼前的人生最終階段增添色彩的，就是「食」了。在最終階段，「食」已經不再是攝取營養的手段，而是溝通的方法，對被留下的家屬而言，或許也可能成為一種告別的儀式。

醫療、照護人員千萬不能因為自己的知識不足或怠慢，因為「想讓自己安心」，剝奪了這個持續到最後的溝通。只要有任何一點點「患者想進食」「家屬想讓患者進食」的意願，就要竭盡所有的知識與技術，並做好心理準備，努力讓患者和家屬的心意能夠成真，對於這點，醫療、照護人員責無旁貸。

本書希望能夠為增添這道色彩，略盡棉薄之力。

參考文獻

1）野原幹司．認知症に対する摂食・嚥下リハビリテーション．MB Med Reha. 136, 2011, 63-7.

2）E・キューブラー・ロス．死ぬ瞬間－死とその過程について．初版．鈴木晶訳．東京，中央公論新社，2001, 27-66.

3）辻幸美ほか．グループホームで終末期を迎えた認知症高齢者の食事に関する家族の満足度と影響要因．日本認知症ケア学会誌．14（4）, 2016, 792-804.

4）Lynn, J. Perspective on care at the close of life. Serving patients who may die soon and their families: the role of hospice and other services. JAMA. 285（7）, 2001, 925-32.

5）日本老年医学会．高齢者ケアの意思決定プロセスに関するガイドライン：人工的水分・栄養補給の導入を中心として．日本老年医学会雑誌．49, 2012, 633-45.

6）尾藤誠司．医療の多様性と“価値に基づく医療”．日本内科学会雑誌．103, 2014, 2829-34.

索引

【全彩圖解】
失智症進食照護全指南——從認知困難到吞嚥困難，直到人生終點都能安心由口進食的指引
認知症患者さんの病態別食支援：安全に最期まで食べるための道標

作者 野原幹司
譯者 陳光棻
審訂者 宋家瑩（台北醫學大學神經內科副教授）
專業顧問 劉玉梅（三總松山分院職能治療組長）
劉芫君（輔大醫院語言治療組長）
封面設計 萬勝安
責任編輯 張海靜
行銷業務 王綬晨、邱紹溢
行銷企畫 曾志傑
副總編輯 張海靜
總編輯 王思迅
發行人 蘇拾平
出版 如果出版
發行 大雁出版基地
地址 台北市松山區復興北路333號11樓之4
電話 02-2718-2001
傳真 02-2718-1258
讀者傳真服務 02-2718-1258
讀者服務信箱 E-mail andbooks@andbooks.com.tw
劃撥帳號 19983379
戶名 大雁文化事業股份有限公司
出版日期 2022年07月 初版
定價 680元
ISBN 978-626-7045-40-4（平裝）

歡迎光臨大雁出版基地官網
www.andbooks.com.tw

國家圖書館出版品預行編目資料

失智症進食照護全指南：從認知困難到吞嚥困難，直到人生終點都能安心由口進食的指引／野原幹司著；陳光棻譯. -- 初版. -- 臺北市：如果出版：大雁出版基地發行，2022.07
面； 公分
全彩圖解
譯自：認知症患者さんの病態別食支援：安全に最期まで食べるための道標
ISBN 978-626-7045-40-4（平裝）

1. CST：失智症 2. CST：健康照護

411.94 111005902